ARMIN RIEGER

DER PFLEGE-AUFSTAND

ARMIN RIEGER

DER PFLEGE-AUFSTAND

Ein Heimleiter entlarvt unser krankes System

Würdige Altenpflege ist machbar

LUDWIG

Der Verlag weist ausdrücklich darauf hin, dass im Text enthaltene externe Links vom Verlag nur bis zum Zeitpunkt der Buchveröffentlichung eingesehen werden konnten. Auf spätere Veränderungen hat der Verlag keinerlei Einfluss. Eine Haftung des Verlags ist daher ausgeschlossen.

MIX
Papier aus verantwortungsvollen Quellen
FSC® C083411

Verlagsgruppe Random House FSC® N001967

Originalausgabe 04/2017

Neumarkter Straße 28, 81673 München
Redaktion: Dr. Carina Heer
Umschlaggestaltung: Hauptmann & Kompanie Werbeagentur, Zürich,
unter Verwendung eines Fotos von © MD Photografie/Augsburg
Satz: Leingärtner, Nabburg
Druck und Bindung: CPI Books, Leck
Printed in Germany
ISBN: 978-3-453-28085-4

www.ludwig-verlag.de

Inhaltsverzeichnis

Vorwort
Warum ich dieses Buch geschrieben habe

Ich habe dieses Buch nicht geschrieben, um über die schlimmen Zustände in deutschen Heimen »auszupacken« oder schmutzige Wäsche zu waschen. Über Skandale in den verschiedenen Heimen wurde schon viel geschrieben und ausreichend in unterschiedlichen Medien berichtet.

Mein Anliegen geht darüber hinaus.

Ich möchte in diesem Buch aufzeigen, dass das gesamte Pflegesystem in Deutschland ein Skandal ist – ein Pflegesystem, das Pflegeskandale überhaupt erst ermöglicht und sogar fördert.

Ich möchte in diesem Buch aufzeigen, dass die Geldgier und die Macht großer börsennotierter Träger größer ist als der Anspruch des einzelnen pflegebedürftigen Menschen auf Menschenwürde.

Ich möchte aufzeigen, dass bereits jetzt genügend Geld in der Pflege vorhanden ist, um den Menschen, die in Heimen wohnen, ein einigermaßen menschenwürdiges Leben zu ermöglichen, dass aber geldgierige Blutegel die Pflege aussaugen. Parasiten, deren Gewinne so hoch sind, dass sie an der Börse eine gefragte Anlage darstellen.

Ich möchte in diesem Buch aufzeigen, dass manche unserer verantwortlichen Politiker inzwischen zu gewissenlosen Handlangern dieser Blutsauger verkommen sind.

Ich möchte in diesem Buch aufzeigen, dass die Pflegekräfte mit ihrer falschen Loyalität und ihrer aufopferungsvollen Art nicht nur Opfer, sondern ohne es wirklich zu realisieren, auch zu Mittätern in einem kranken System geworden sind.

Doch das ist noch nicht alles.

Ich möchte auch aufzeigen, dass es Heimleiter und Pflegekräfte gibt, die trotz des Drucks, der auf ihnen lastet, und trotz der eng gesteckten Vorgaben seitens der Träger, in der Lage sind, die ihnen anvertrauten Menschen gut zu versorgen. Dass es noch viele Pflegekräfte gibt, die ihren Beruf mit Liebe und Empathie ausüben.

Ich möchte den Lesern die grassierende Angst vor einem Heimaufenthalt nehmen. Denn es gibt gute Heime, in denen die pflegebedürftigen Menschen auch als solche behandelt und ihrer Menschenwürde nicht beraubt werden – man muss sie nur finden.

Vor allem aber hoffe ich, dass ich mit diesem Buch vielen Pflegekräften, vielen Heimbewohnern und deren Angehörigen sowie allen, die sich mit Pflege befassen, die Augen öffnen und sie zum Umdenken bewegen kann. Denn es geht mir nicht nur darum, zu klagen und anzuprangern. Mein zentrales Anliegen ist es, Lösungen aufzuzeigen, wie bessere Pflege möglich ist, wenn man nur dafür kämpft.

Es ist an der Zeit, dass sich alle, die etwas verbessern wollen und alle, denen die Menschenwürde der alten, pflegebedürftigen Menschen noch etwas bedeutet, solidarisieren.

Es ist an der Zeit, dass all diese Menschen aufstehen und kämpfen. Denn gemeinsam können wir etwas erreichen.

Armin Rieger *Im Winter 2016/17*

1

Vom Saulus zum Paulus
Wie alles begann

Hätte mir vor 20 Jahren jemand gesagt, dass ich mich mit Mitte 50 als Pflegerebell für eine bessere Pflege in Deutschland einsetzen würde, dann hätte ich ihn für verrückt gehalten. Mit Pflege hatte ich damals wirklich rein gar nichts am Hut.

Meine berufliche Laufbahn begann im Oktober 1976 bei der Bereitschaftspolizei in Königsbrunn bei Augsburg. Im Grunde hatte ich mich dafür nur entschieden, weil ich damals eigentlich keine rechte Lust mehr hatte, weiter auf die Schule zu gehen. Das Anfangsgehalt mit knapp 1 000 Mark war zu diesem Zeitpunkt auch recht ordentlich. Außerdem hatte ich im Hinterkopf, dass dieser Beruf doch viel Abwechslung und Abenteuer bieten würde. Das stellte sich jedoch zunächst als großer Irrtum heraus. Die ersten beiden Jahre bei der Bereitschaftspolizei in Königsbrunn waren geprägt von einem Kasernenleben, das strenger war als bei der Bundeswehr – damals gab es noch keine Frauen bei der uniformierten Polizei und die Strukturen waren daher während der Ausbildung noch etwas anders. Der Grund, weshalb ich dann nicht gleich wieder gekündigt habe, war ganz einfach: Damals gab es noch die Wehrpflicht, und eine Kündigung hätte bedeutet, dass ich nur in eine andere

Kaserne hätte wechseln müssen – und das bei weit weniger Gehalt.

Nach der Ausbildung entschied ich mich dann doch, als Streifenpolizist zu arbeiten. Ich wollte erleben, wie es ist, als Polizist Verbrecher zu jagen und für Recht und Ordnung zu sorgen. Vermutlich wurde ich damals auch von einer Art Abenteuerlust getrieben. Ich hatte das Glück, dass ich einem Polizeirevier im Augsburger Westen, also in der Nähe meines Wohnortes, zugeteilt wurde. Die Schicht, in die ich kam, war sehr kollegial, und es entwickelten sich richtige Freundschaften unter den Kollegen. In unserem Revierbereich befanden sich drei Kasernen der US-Streitkräfte, was einer der Gründe war, weshalb der Streifendienst nie langweilig wurde. Vor allem waren viele Schlägereien durch betrunkene US-Soldaten zu beenden und andere Straftaten aufzuklären, die sich ergeben, wenn mehrere Tausend Soldaten über Jahre hinweg, weit weg von der Heimat, kaserniert sind. Aber auch die Aufnahme von Verkehrsunfällen oder Diebstählen gehörte nun zu meinen Aufgaben.

Dann hörte ich davon, dass bei der Kripo Augsburg im Kommissariat für Drogenfahndung, damals als »K 14« bekannt, ein junger Kollege gesucht wurde, der in der Drogenszene eingesetzt werden sollte. Zu dieser Zeit war ich bereits Sachbearbeiter für Jugendkriminalität und sowieso schon fast nur noch in Zivilkleidung unterwegs. Die Bewerbung bei der Drogenfahndung war dann vermutlich nur noch eine logische Konsequenz. Sowohl mein Charakter, ich war schon immer ein Querdenker, als auch mein Aussehen, meine Haare waren immer etwas zu lang für einen biederen Beamten, gaben wohl den Ausschlag dafür, dass ich diese Stelle bekam.

Schon bald wurde ich in der Drogenszene als einer der »Ihren« bekannt. Das führte dann schon mal dazu, dass es einem auch mal leidtat, wenn ein eigentlich sympathischer Mensch wegen Drogenhandels ins Gefängnis musste und man ihn selbst dorthin gebracht hatte.

Aber was das Schönste war: Die neuen Kollegen der Drogenfahndung wurden eine Art zweite Familie für mich. Wir hatten einen großartigen Chef. Dieser war Vorgesetzter und väterlicher Freund zugleich. Er hatte nicht nur die absolute fachliche Kompetenz, sondern auch die Fähigkeit, unsere Truppe zu führen und uns so zu motivieren, dass wir unsere Arbeit mit Freude und absolutem Engagement erledigten. Auch wenn nachts um zwei wegen eines Einsatzes ein Anruf kam, stand die ganze Mannschaft auf der Matte. Diese Zeit hat mich sehr geprägt, und mein damaliger Chef ist heute noch eine Art Vorbild für mich. Vor allem, was die Art der Menschenführung und den Umgang mit meinen Angestellten angeht. Man konnte sich zu 100 Prozent auf ihn verlassen und wusste, dass er auch hinter einem steht, wenn mal was schiefläuft. Er schaffte es durch seine ganz besondere Art, bei uns allen ein »Wir-Gefühl« zu erzeugen. Und er schaffte es, uns durch eine ruhige, aber bestimmte Art zu führen. Gleichzeitig zeichnete er sich durch eine große fachliche Kompetenz aus und konnte dieses Wissen auch gut vermitteln. So schweißte er uns zu einem verschworenen Haufen zusammen, und jeder wusste, dass er sich auf den anderen verlassen konnte. Es war beruflich gesehen wohl die schönste und interessanteste Zeit in meinem Leben.

Leider bekamen wir dann einen neuen Chef. Und der war das Gegenteil vom bisherigen Kommissariatsleiter. Er war vielleicht nicht der kompetenteste, was die Drogenfahndung anbelangt. Plötzlich lautete die Anweisung, mehr auf die kleinen Konsumenten loszugehen als auf die richtigen Dealer. Der Grund dafür ist folgender: Um erfolgreich Drogendealer zu bekämpfen, muss man sich immer am Rande der Legalität bewegen und teilweise darüber hinausgehen. Offiziell wird das wohl kein Beamter oder Politiker zugeben. Aber jeder Insider in der Drogenfahndung weiß, dass man nur erfolgreich verdeckt ermitteln kann, wenn man gelegentlich auch mal beide Augen zudrückt und gewisse Dinge nicht sieht. Als Polizeibeamter ist man verpflichtet, jede Straftat, von der man dienstlich Kenntnis erlangt, zur Anzeige zu bringen. Ein Polizeibeamter, der das nicht macht, begeht rein rechtlich gesehen eine Strafvereitelung im Amt. Doch um in die Drogenszene einzutauchen, muss man beispielsweise auch an Kifferrunden teilnehmen. Hätte ich da immer Anzeige erstattet, wäre ich aufgeflogen, bevor es richtig losgegangen ist. Ähnlich sieht es auch bei der Führung von V-Leuten aus, denn V-Leute, die der Polizei Informationen über Straftaten geben, sind selten biedere Menschen. Sonst wären sie auch nicht in der Nähe von Straftätern. Dazu braucht man jedoch einen Vorgesetzten, auf den man sich verlassen kann und der einem den Rücken stärkt. Diese Fähigkeit war bei dem neuen Chef aber nicht so ausgeprägt, dem es wohl vor allem darum ging, den Buchstaben des Gesetzes zu befolgen. Deshalb fiel das Kommissariat auch teilweise auseinander. Manche ließen sich freiwillig versetzen, andere wurde versetzt.

Auch ich hatte so meine Schwierigkeiten. Wenn ich einen Sinn hinter einer Sache sehe, dann hänge ich mich voll rein. Aber wenn ich etwas machen soll, nur um einen guten Schein zu wahren, dann sträubt sich bei mir so ziemlich alles. Wenn ich etwas mache oder sage, dann nur, wenn ich voll dahinterstehen kann. Ich will nicht behaupten, dass alles, was ich mache und sage, immer richtig ist. Das wäre vermessen. Aber ich kann von mir behaupten, dass ich nur Sachen mache und sage, von denen ich voll überzeugt bin.

Und so kam es, wie es kommen musste. Obwohl mich der neue Chef lobte und sogar als seinen besten Mann bezeichnete, wurde schnell klar, dass es mit uns beiden nicht gut gehen konnte. Anstatt ruhig zu sein und eventuell Karriere zu machen, suchte ich die Konfrontation und prangerte an, wenn ich etwas für falsch hielt. In der *Augsburger Allgemeinen* wurde ich später unter anderem so beschrieben: »Diplomatie ist seine Sache nicht«. Das trifft leider öfter zu, als mir selbst lieb ist. Deshalb war die Art und Weise, wie ich meinem Ärger Luft gemacht habe, eher dazu geeignet, meiner Karriere ein Ende zu setzen.

Etwa zu dieser Zeit riet mir ein befreundeter Architekt, ein Immobilienbüro anzumelden. Die wirtschaftliche Lage war gut, und es bot sich so die Möglichkeit, etwas Geld nebenbei zu verdienen. Als ich noch Polizist mit Leib und Seele war, wäre das für mich wohl nicht infrage gekommen. Aber frustriert und ernüchtert, wie ich zu dieser Zeit unter dem neuen Kommissariatsleiter war, besorgte ich mir die Zulassung als Immobilienmakler, ohne große Erwartungen darauf zu setzen. Doch der Handel mit Immobilien lief besser an als gedacht, und plötzlich war ich dann auch noch Bauträger und jonglierte mit Millionen. Irgendwie lag mir diese neue Aufgabe, und ich setzte mich mit vollem Engagement ein. Meine schnelle Auffassungsgabe und mein zielstrebiges Denken ließen mich auch in der Immobilienbranche erfolgreich sein.

Damit war klar, dass sich meine Polizeilaufbahn dem Ende zuneigte. Der Ausstieg aus dem Polizeiberuf fiel mir, zumindest von meiner inneren Einstellung her, dennoch nicht leicht. Ich war über viele Jahre hinweg gerne Polizist gewesen. Ich habe bei der Polizei und speziell bei der Drogenfahndung Dinge erlebt, die sich kein normaler Mensch – und auch kaum ein Polizist – vorstellen kann. Ich habe über Jahre einen engen Zusammenhalt mit den Kollegen erfahren. Es war fast immer spannend und abwechslungsreich. Nein, der Abschied fiel mir nicht leicht.

Dafür begann jetzt die Zeit des Geldverdienens.

Die Immobilienbranche boomte, und plötzlich war ich Chef zweier Firmen. Einer Immobilien- und Hausverwalterfirma und einer Bauträger GmbH. Da kam eines Tages ein ehemaliger Kollege von der Kriminalpolizei auf mich zu. Er erzählte mir, dass seine Frau gelernte Altenpflegerin und bereits an einem kleinen Pflegeheim beteiligt sei. Er sagte mir, dass er die Absicht habe, zusammen mit seiner Frau ein zweites Heim zu eröffnen. Dazu brauchte er aber einen Investor, der sich finanziell an diesem Heim beteiligen sollte. Er präsentierte mir verschiedene Berechnungen und Zahlen, die recht vielversprechend klangen. Auch nach Prüfung durch meinen Steuerberater, schien die Beteiligung an einem Pflegeheim eine gute Geldanlage zu sein.

Von der Pflege selbst hatte ich zu diesem Zeitpunkt nicht die geringste Ahnung, und sie hat mich auch nicht interessiert. Keine bettlägerige Mutter im Altenheim, kein Großonkel, der Pflege benötigte, damals waren auch die Pflegeskandale noch kein großes Thema in der Presse – ich wusste nichts über Pflege und sah nur die Rendite und eine gute Geldanlage.

Nachdem ich mich zu der Beteiligung an einem Pflegeheim entschlossen hatte, begann die Suche nach einer passenden Immobilie. Nach längerer Suche schien das richtige Objekt in der Nähe gefunden. Mit dem Verkäufer der Immobilie war ich mir schnell einig. Aber dann regte sich Widerstand seitens der Nachbarn. Es kam sogar zu einer Unterschriftenaktion. Die besorgten Bürger wollten zwar eine gute Pflege, aber »verrückte Alte« wollten die Anwohner nicht in ihrer Nachbarschaft – ein Paradoxon, das mir auch in den künftigen Jahren in vielerlei Abwandlung immer wieder begegnete.

Weiterer Widerstand gegen ein Pflegeheim kam von den damals regierenden Kommunalpolitikern. Denn das Konzept, das einen hohen Zaun um das Gelände vorsah, damit die dementen Menschen sich nicht nur im Gebäude, sondern auch im Garten selbstständig bewegen können, wurde von dem einen oder anderen Politiker sogar als KZ-ähnliche Einrichtung bezeichnet. Vermutlich waren sie der Meinung, dass es besser sei, solche Menschen im Gebäude wegzusperren. Ziemlich frustriert und wütend angesichts der Dummheit und Ignoranz solcher Ratsherren, begann die Suche nach einer Immobilie aufs Neue.

Direkt in Augsburg fand ich eine andere Immobilie. Bei

dieser Entwicklung traf die alte Weisheit – alles Negative hat auch seine positive Seite – zu. Dieses Gebäude war noch viel besser geeignet, weshalb ich es dann auch mit meiner Bauträgerfirma kaufte. Es handelte sich um eine ehemalige kleine Fabrik, die aber bis zum Zeitpunkt der Übernahme als Flüchtlingsunterkunft genutzt worden war. Die Immobilie war größer und konnte viel einfacher an die Bedürfnisse der zukünftigen Heimbewohner angepasst werden. Und sie lag mitten in der Stadt und war somit gut zu erreichen.

Jetzt musste noch die Betreibergesellschaft gegründet werden. So entstand die »Haus Marie – vollstationäre Pflege- und Wohneinrichtungs GmbH«. An dieser war ich zu 50 Prozent beteiligt und die Betreiber ebenfalls zur Hälfte. Während ich mich als Geldgeber im Hintergrund halten würde, lag die Leitung des Heims in der Hand der Betreiber. Ich hatte einerseits von der Pflege keine Ahnung und andererseits falsches Vertrauen in die Fähigkeiten der Betreiber. Für ihre Tätigkeit als Geschäftsführer und Heimleiter erhielten die Betreiber neben der potenziellen Gewinnausschüttung als Gesellschafter auch ein angemessenes Gehalt.

Nach einer Umbauzeit von etwa einem Jahr war es dann soweit. Am 01. Oktober 1998 erfolgte die offizielle Eröffnung des Pflegeheims »Haus Marie«. Entgegen den mir gegenüber geäußerten Erwartungen und Ankündigungen der Betreiber, blieben zunächst viele Betten leer, und das Heim füllte sich nur sehr langsam. Von Gewinnen war gar keine Rede mehr.

Nachdem sich die finanzielle Situation innerhalb eines Jahres nicht verbessert hatte, war der Zeitpunkt gekommen, das Heim genauer unter die Lupe zu nehmen. Um eine drohende Insolvenz abzuwenden, schoss ich Geld nach und suchte das Gespräch mit den Betreibern, den ich zuvor völlig freie Hand gelassen hatte. Auf Fragen nach dem Grund für den finanziell desaströsen Zustand, bekam ich nur ausweichende oder gar keine Antworten. Und wenn ich Antworten bekam, so hatte ich immer mehr den Eindruck, dass diese nicht die reale Situation widerspiegelten. Also holte ich mir über Umwege Informationen ein. Was ich dann aus verschiedensten Quellen erfuhr, bereitete mir schlaflose Nächte. Nicht nur, dass die Betreibergesellschaft finanziell ohne meine Unterstützung am Ende gewesen wäre, nein, das »Haus Marie« hatte in Augsburg den Ruf, eines der übelsten und schlechtesten Pflegeheime zu sein. Mir zog es fast den Boden unter den Füßen weg.

Ich erfuhr, dass zu wenig Personal vorhanden war. Das wenige Personal musste über zehn Tage und mehr täglich zwölf Stunden am Stück arbeiten. So kam es, dass die Pflegekräfte teilweise über 200 Überstunden hatten. Die Löhne wurden nur in Raten und mit Verspätung ausbezahlt. Es gab zu wenig Essen. Angehörige mussten selbst Tee und Getränke kaufen, damit die Bewohner etwas zum Trinken bekamen. Von Mäusekot in der Speisekammer war die Rede. Die Pflegesituation der Bewohner wurde mir als total skandalös beschrieben.

Jetzt war guter Rat teuer. Ich musste irgendwie das Pflegeheim retten. Damals waren meine Interessen aber noch weniger auf eine bessere Pflege der Heimbewohner gerichtet als darauf, eine Insolvenz abzuwenden und den finanziellen Ruin zu verhindern. Das Heim selbst zu übernehmen und zu leiten, kam mir zunächst nicht in den Sinn. Zum einen hatte ich überhaupt keine Ahnung von der Pflege, zum anderen brauchte ich jemanden, der auch die Ausbildung und Zulassung dafür hatte, ein Heim zu führen.

Manchmal kommt einem dann der Zufall zu Hilfe. Die finanzierende Bank hatte natürlich Kenntnis über die wirtschaftliche Schieflage. Bei dieser Bank gab es eine Mitarbeiterin, die mit einer Pflegerin im »Haus Marie« befreundet war. Von dieser Bankangestellten erfuhr ich dann, dass jene Pflegerin gerade eine Fortbildung zur Qualitätsmanagerin machte und unmittelbar vor dem Abschluss stand. Um es vorwegzunehmen: Es handelte sich bei dieser Pflegerin um Frau Drochner, die heute noch das »Haus Marie« und dessen Geschicke leitet.

Die Bankangestellte teilte mir weiter mit, dass Frau Drochner nach Abschluss ihrer Ausbildung das »Haus Marie« verlassen wolle, weil sie die schlechte Pflege und die zum Teil skandalösen Zustände nicht mehr mittragen könne.

Parallel dazu nahm ich auch noch Kontakt zur Heimaufsicht auf. Die Heimaufsicht der Stadt Augsburg bestand damals aus nur einer Person, die dazu auch noch andere Aufgaben wahrnehmen musste. Von einer echten Kontrollinstanz für die Heime konnte seinerzeit noch keine Rede sein. Die Heime wurden nur alle paar Jahre kontrolliert. Mehr war mit einer Person nicht möglich. Das war vermutlich auch der Grund, weshalb in den Heimen solche Zustände möglich waren.

Der städtische Mitarbeiter teilte mir nun mit, dass diese unhaltbaren Zustände dort bereits bekannt seien. Er sicherte mir jedmögliche Unterstützung zu, wenn es mir gelingen sollte, die Betreiber aus dem »Haus Marie« zu entfernen und dieses selbst zu leiten. Er versprach mir sogar, dass er am Anfang beide Augen zudrücken würde, wenn ich nicht alles richtig machte. Außerdem bekam ich die Auskunft, dass Frau Drochner nach Abschluss ihrer Ausbildung die Genehmigung erhalten würde, ein Heim zu leiten. So reifte in mir der Gedanke, das Heim mit Hilfe einer fachlich kompetenten Person zu übernehmen.

Ich bat also die Bankangestellte, den Kontakt zu Frau Drochner herzustellen. Es kam zu einem konspirativen Treffen mit Frau Drochner in einem Augsburger Café. Ich muss gestehen, dass ich damals schon etwas nervös war. Ich kannte diese Frau nicht und war mir auch nicht sicher, wie sie zu meinen Plänen stand. Bei unserem Gespräch im Café eröffnete Frau Drochner mir, dass sie dieses skandalöse Treiben im »Haus Marie« nicht mehr länger mitmachen wolle. Da weihte ich sie in meine Pläne ein. Außerdem machte ich ihr das Angebot, dass ich, wenn es uns denn gelingen würde, das Heim zu übernehmen, gerne die Leitung des Hauses in ihre Hände legen würde.

Nach einiger Bedenkzeit stimmte sie der ganzen Sache zu und erklärte sich bereit, die Führung des »Haus Marie« mit mir zusammen zu übernehmen und die Pflege so zu verändern, dass die Bewohner ein würdevolles Leben führen können.

Doch bis dahin war noch ein weiter steiniger Weg zu beschreiten. Da alle meine Treffen und Erkundigungen heimlich erfolgen mussten, kam ich mir manchmal vor wie in einem Agentenkrimi. Als weiteren Schritt ließ ich mich von einem Fachanwalt für GmbH-Recht beraten. Ich schilderte ihm die ganze prekäre Situation und übergab ihm alle mir vorliegenden Unterlagen zur Einsichtnahme.

Nachdem er sich einen Überblick über die gesamte Situation verschafft hatte, wurde eine Strategie besprochen, wie die Übernahme stattfinden sollte. Als einer der Geschäftsführer und als Mitgesellschafter musste ich eine Ladung zu einer außerordentlichen Gesellschafterversammlung versenden. Der Tagesordnungspunkt der Gesellschafterversammlung war die Einziehung der Gesellschaftsanteile der anderen Geschäftsführer wegen grober Verstöße als Geschäftsführer und Gesellschafter zum Nachteil der »Haus Marie GmbH«. Diese hatten beide jeweils eine Beteiligung von 25 Prozent an der GmbH.

Ein weiterer Tagesordnungspunkt war die Absetzung der Betreiber in ihren Funktionen als Geschäftsführer und Heimleitung. Dies war möglich, da ich nach Einziehung der Geschäftsanteile die absolute Mehrheit an der Gesellschaft hatte. Finanziell brachte mir diese Aktion keinen Vorteil, da ich sowohl vorher als auch nach der Übernahme weiter Geld in die Firma einbringen musste, um eine Insolvenz abzuwenden.

Ich hatte große Bedenken, ob das alles klappen würde. Doch mein Rechtsbeistand versicherte mir immer wieder, dass es seiner Meinung nach von rechtlicher Seite keine Bedenken gegen diese Vorgehensweise gebe. Auch ein mit Sicherheit anstehender Zivilprozess gegen die Einziehung der Gesellschaftsanteile und die Absetzung als Geschäftsführer würde seiner Meinung nach gewonnen werden. Die Verfehlungen seien so gravierend, dass wohl kein Gericht eine andere Entscheidung treffen würde.

So kam dann der Tag der Entscheidung. Dass ich in der Nacht vor dieser Gesellschafterversammlung fast kein Auge zumachte, kann sich wohl jeder vorstellen. An der Gesellschafterversammlung im »Haus Marie« nahmen neben den Betreibern und mir auch mein Rechtsanwalt teil. Ich eröffnete die Versammlung und führte handschriftlich Protokoll. Wie mit meinem Anwalt vorher besprochen, verlas ich den ersten Tagesordnungspunkt, nämlich die Einziehung der Gesellschaftsanteile der beiden anderen Gesellschafter. Somit waren diese nicht mehr stimmberechtig. Als weiterer Tagesordnungspunkt stimmte ich nun mit meiner Mehrheit an der Gesellschaft für die Absetzung des Geschäftsführers und der Heimleitung. Gleichzeitig forderte ich die Betreiber auf, das Heim zu verlassen und alle Schlüssel und Unterlagen zu übergeben und sprach ein Hausverbot aus.

Ganz so reibungslos lief das Ganze dann jedoch nicht ab. Der nun abgesetzte Heimleiter riss mir völlig unerwartet das Protokoll aus der Hand und stürmte mit diesem aus dem Zimmer. Völlig verdutzt blieben mein Rechtsanwalt und ich zurück. Dieser forderte mich auf, die Polizei zu rufen. Nach Eintreffen der Polizei klärte mein Rechtsanwalt diese über die Lage und die rechtliche Situation auf. Irgendwann tauchte der ehemalige Heimleiter wieder auf und gab an, dass er das Protokoll zerrissen und ins Klo hinuntergespült habe. Rechtlich gesehen hat ihm das nichts gebracht. Von der Polizei wurden die Betreiber dann aufgefordert, das »Haus Marie« zu verlassen und das Hausverbot zu befolgen.

Eine der wenigen Personen, die im Vorfeld eingeweiht gewesen waren, war Frau Drochner. Sie wartete in der Nähe auf meinen Anruf und kam, nachdem die Betreiber das »Haus Marie« verlassen hatten, zu uns.

Jetzt war der Zeitpunkt gekommen, die Mitarbeiter über die neuen Gegebenheiten aufzuklären. Das anwesende Personal hatte spätestens mit der Ankunft der Polizei mitbekommen, dass sich etwas Ungewöhnliches abspielte. Was aber wirklich ablief, nämlich die Übernahme des Pflegeheims durch Frau Drochner und mich, konnte sich bis dahin wohl keiner vorstellen. Es stellte sich aber schnell heraus, dass fast alle über diese Entwicklung froh waren.

Dass es sicherlich nicht einfach werden würde, ein derart heruntergewirtschaftetes Pflegeheim wieder auf Vordermann zu bringen, war uns durchaus bewusst. Was uns aber tatsächlich alles erwartete, überstieg meine schlimmsten Befürchtungen. Chaos an allen Ecken und Enden. Es fehlte überall, an Personal, an Lebensmitteln, im Büro fehlten Unterlagen oder waren erst nach längerer Suche in irgendeinem falschen Ordner zu finden. Wir wussten überhaupt nicht, wo wir anfangen sollten. Was aber das Schlimmste für mich war: Der Zustand vieler Bewohner spiegelte den Zustand des gesamten Heimes wider. In meinen kühnsten Träumen hätte ich mir nicht vorstellen können, dass man in Deutschland in einem Pflegeheim so mit Menschen umgeht. Da ich mich bis dahin in keiner Weise mit Pflege beschäftigt hatte, war ich davon ausgegangen, dass in der Pflegelandschaft in unserem reichen Land schon alles seine Ordnung habe. Auch nach diesem Einstieg in die Pflege ging ich davon aus, dass der Zustand im »Haus Marie« ein krasser Einzelfall war. Im Laufe der letzten Jahre wurde ich aber leider eines Besseren belehrt.

Nun ging die Arbeit erst richtig los. Zunächst sorgten wir dafür, dass genügend Lebensmittel angeschafft wurden, damit die Bewohner in Zukunft wenigstens etwas Anständiges zum Essen bekamen.

Dann machte ich mich daran, endlich genügend Personal einzustellen. Dazu setzte ich mich telefonisch mit dem zuständigen Arbeitsamt in Verbindung. Ich konnte kaum glauben, was mir der zuständige Sachbearbeiter mitteilte. Ich bekam die Auskunft, dass das Arbeitsamt kein Personal mehr ans »Haus Marie« vermittle, da aufgrund der schlechten Arbeitsbedingungen sowieso niemand bereit sei, länger dort zu arbeiten. Daraufhin klärte ich ihn über die neue Situation auf und erläuterte ihm mein Anliegen, das Pflegeheim in ordentliche Bahnen zu lenken. Erst daraufhin war er zu einer neuerlichen Zusammenarbeit bereit.

Ähnlich erging es mir auch bei anderen Stellen wie beispielsweise bei Lieferanten, die teilweise schon längere Zeit auf ihre Bezahlung warten mussten. Es war viel Aufklärungsarbeit notwendig, um das Heim nicht nur weiter betreiben zu können, sondern auch, um die desolaten Zustände zu verbessern.

Und jetzt machte ich etwas, was in der Pflegebranche bis dahin offensichtlich einmalig war. Ich trat die Flucht nach vorn an. Ich gab öffentlich zu, dass die Zustände im »Haus Marie« unhaltbar waren. Ich bestätigte alle Vorwürfe, die von verschiedenen Seiten gemacht wurden. Teilweise waren die Missstände noch schlimmer als bekannt. Ich teilte aber auch überall mit, dass ich alles Menschenmögliche tun würde, um aus dem Pflegeheim »Haus Marie« ein gutes Heim zu machen. Mit dieser Einstellung und Ehrlichkeit stieß ich in der Folgezeit auf viel Sympathie. Da man mir abnahm, dass ich es ehrlich meinte, bekam ich Hilfe von verschiedenen Seiten. Kollegen von anderen Heimen gaben mir Ratschläge, Zulieferer schlossen entsprechende Verträge mit mir ab, und auch die Angehörigen halfen am Anfang, die Situation zu verbessern.

Was mich aber am meisten überraschte, war, dass plötzlich die Presse auf mich aufmerksam wurde. Einen Heimleiter, der öffentlich zugibt, dass es in seinem Heim Missstände gegeben hat, das gab es anscheinend bisher noch nicht. In der *Augsburger Allgemeinen* erschien ein großer Artikel. Es wurde von dem Heimleiter berichtet, der die skandalösen Zustände öffentlich zugab und angetreten war, um diese zu beseitigen. Damals war ich überrascht, dass meine Offenheit so viel Aufmerksamkeit auf sich zog. Damals wusste ich auch noch nicht, dass in vielen Heimen gelogen und betrogen wird, dass sich die Balken biegen. Damals wusste ich noch nicht, dass sich die Pflege zu einem lukrativen Wirtschaftszweig entwickelt hat und der caritative Gedanke und das Bestreben um das Wohlergehen alter, pflegebedürftiger Menschen irgendwann und irgendwo verloren gegangen sind.

Von da an verbrachte ich dann immer mehr Zeit im »Haus Marie«. Das war auch notwendig, um die Versäumnisse der Vergangenheit aufzuarbeiten. Meine Präsenz im »Haus Marie« führte schließlich nicht nur dazu, dass sich die Zustände in Bereichen, die ich beeinflussen konnte, veränderten, sondern sie hatte auch zur Folge, dass ich immer mehr Einblick in die Pflegesituation bekam und sich dadurch meine Einstellung insgesamt veränderte.

Ursprünglich hatte ich mit dem Pflegeheim nur Geld verdienen wollen – und zwar so viel wie möglich. Doch ab dem Zeitpunkt, als ich tatsächlich vor Ort die Geschicke in der Pflege mitzubestimmen hatte, bekam ich nun hautnah mit, was Pflege bedeutet. Schon bald stellte ich fest, welche Empathie und welch sozialer Einstellung es bedarf, um hilflose pflegebedürftige Menschen würdevoll zu pflegen. Ich begriff, was für eine wertvolle Arbeit Pflegekräfte leisten. Und da ich vor Ort war, sah ich auch die Bewohner. Ich schaute ihnen in die Augen. Mit der Zeit kannte ich jeden Bewohner persönlich. Ich lernte, wie man mit dementen Menschen umgeht. Dieser Lernprozess war nicht immer einfach. Einmal spuckte mir eine Bewohnerin ins Gesicht, als ich ihr zu erklären versuchte, warum sie nicht hinaus auf die Straße darf. Heute weiß ich, dass ein dementer Mensch so logische Erklärungen nicht versteht und man ihm eine für ihn plausible Antwort geben muss. Aber auch solche Erfahrungen gehörten zu meiner Entwicklung. Und so wurde aus einem Investor, der nur die Gewinne im Blick hatte, ein Kümmerer. Einer, dem das Wohl der pflegebedürftigen Menschen immer wichtiger wurde als satte Gewinne.

Vom Saulus zum Paulus.

Ich wusste nicht, was mir alles noch bevorstand.

2

Die Würde des Menschen ist unantastbar Menschenrechtsverletzungen im Altenheim

Je intensiver ich mich um das »Haus Marie« kümmerte, desto mehr Einblick bekam ich auch in die Pflege. Und desto mehr wich aber auch meine Vorstellung von einer heilen Welt der Pflege der bitteren Erkenntnis, dass in vielen deutschen Pflegeheimen der Artikel 1 des Grundgesetzes außer Kraft gesetzt wird. *Die Würde des Menschen ist unantastbar!* Aber das gilt wohl leider nur, solange man über sich selbst bestimmen kann. Sobald man auf die Hilfe Dritter angewiesen ist oder in ein Pflegeheim ziehen muss, werden leider allzu oft die im Grundgesetz garantierten Menschenrechte grob missachtet.

Sicher hat der Begriff »Würde« für jeden Menschen eine andere Bedeutung und wird auch von jedem Menschen anders definiert. Der eine sieht seine Menschenwürde bereits verletzt, wenn er nicht gleich auf die Toilette gebracht wird, sobald er danach verlangt. Für den anderen spielt es keine große Rolle, wenn man ihn warten lässt, bis er es fast nicht mehr aushält. Die Ansprüche an das Leben sind eben verschieden. Es gibt aber Geschehnisse, bei denen sich wohl alle einig sind, dass hier die Menschenwürde aufs Gröbste verletzt wurde. Wenn zum Beispiel ein pflegebedürftiger Mensch stundenlang mit seiner vollen Windel ignoriert wird, bis der Kot am ganzen Körper angetrocknet ist, gibt es für mich einfach keinen Definitionsspielraum mehr. Dann ist das eine der übelsten Arten der Menschenrechtsverletzung. Vor allem, wenn die Menschenwürde aus Gewinnsucht einfach übergangen wird. Wir leben im reichen Deutschland und nicht in einem armen Entwicklungsland. Ein Land, in dem es Sparguthaben in Billionenhöhe gibt. Da sollte der Standard in der Pflege auch entsprechend sein. Ist er aber nicht.

Zunächst war ich der Meinung, die Zustände im »Haus Marie«, so wie ich sie vorgefunden hatte, wären ein besonderer Einzelfall. Im Laufe der Jahre, in denen ich nun schon in der Pflege tätig bin, musste ich aber feststellen, dass manche Missstände eher die Regel als die Ausnahme sind.

Es gibt grundlegende Rechte, die einem jeden Menschen zustehen – einem jeden Menschen, also auch pflegebedürftigen, alten Menschen, auch wenn diese an einer Demenz erkrankt sind und nicht mehr im Besitz ihrer vollen geistigen Kräfte sind. So steht im Pflege- und Wohnqualitätsgesetz – abgekürzt PfleWoqG – im Artikel 1 Absatz 1: Zweck des Gesetzes ist, »die Würde sowie die Interessen und Bedürfnisse pflege- und betreuungsbedürftiger Menschen als Bewohnerinnen und Bewohner stationärer Einrichtungen und sonstiger Wohnformen im Sinne dieses Gesetzes vor Beeinträchtigung zu schützen, die Selbstständigkeit, die Selbstbestimmung, die Selbstverantwortung sowie die Lebensqualität der Bewohnerinnen und Bewohner zu wahren und zu fördern«.

Eigentlich würde diese kurze Vorschrift genügen, um eine menschenwürdige Pflege zu gewährleisten. Denn wenn ich jemanden so pflege, wie es in diesem kurzen Text gefordert wird, dann pflege ich menschenwürdig, dann gehe ich liebevoll mit pflegebedürftigen Bewohnern um, dann bekommen die Bewohner genügend zu essen und alles, was sonst noch zu einer menschlichen Pflege gehört. Die Realität sieht häufig leider ganz anders aus. Ein Grund dafür ist, dass in diesem Gesetz vieles geregelt ist, aber die wichtigen Punkte, wie gutes, ausreichendes Essen, oder Bewegung im Freien, ausreichendes Personal zu jeder Tages- und Nachtzeit (nicht nur Pflegepersonal, sondern auch Hauswirtschaftspersonal) fehlen. Hierzu gibt es nur oberflächliche und schwammige Ausführungen. Diese lassen genügend Spielraum, um durch Einsparungen bei den grundlegenden Bedürfnissen der Heimbewohner zu sparen. Wenn es dagegen um bauliche Anforderungen geht, dann ist in diesem Gesetz genau geregelt, wie weit das Waschbecken von der Wand entfernt sein muss, und Ähnliches. Dabei sind es ganz andere Dinge, die für ein menschenwürdiges Dasein unerlässlich sind.

Für mich ist das zunächst einmal eine menschenwürdige Unterbringung.

Unter einer solchen angemessenen Unterbringung verstehe ich nicht, dass die Zimmer größer und luxuriöser sein müssen. Was die Wohnraumgestaltung anbelangt, so gibt es individuelle Bedürfnisse. Deshalb kann auch nicht generell die Forderung nach Einzelzimmer mit eigenem Bad und Toilette gestellt werden. Bei Menschen mit einer fortgeschrittenen Demenz ist es oft notwendig, dass diese in einem Doppelzimmer wohnen. Das hat folgende Gründe:

Es gibt Menschen, die schon seit Jahrzehnten verheiratet sind und entsprechend lange nicht mehr alleine in einem Zimmer geschlafen haben. Sie brauchen nachts gewohnte Geräusche, wie das Atmen eines Menschen oder das Rascheln einer Bettdecke. Außerdem entwickeln Menschen mit zunehmender Demenz sich geistig auf das Niveau von Kindern zurück. Aber Kinder wollen nachts nicht alleine sein und haben teilweise sogar Angst davor.

Bei uns im Heim mit ausschließlich verwirrten Menschen kommt es häufig vor, dass ein Bewohner oder eine Bewohnerin in einem Einzelzimmer nicht mehr schläft und nachts umherirrt. Bevor wir dann sofort zu Schlafmitteln greifen, versuchen wir, das Problem durch eine Verlegung in ein Doppelzimmer zu beseitigen. Manchmal hilft das bereits und dem Betroffenen bleibt der Einsatz von ruhigstellenden Medikamenten erspart.

Ein geistig fitter Mensch möchte dagegen so viel Privatsphäre wie möglich. Ein Einzelzimmer ist leider wegen baulicher Gegebenheiten nicht immer möglich. Außerdem sind Einzelzimmer teurer, und nicht jeder kann sich dies leisten. Trotzdem sollten dann genügend Rückzugsmöglichkeiten vorhanden sein, sodass jeder Bewohner auch alleine sein kann, wenn er das wünscht.

Was jedoch gar nicht geht und verboten werden müsste, ist die Unterbringung geistig fitter Menschen mit geistig verwirrten Menschen. In unserem Heim wohnen nur Menschen mit Demenz oder einer sonstigen geistigen Verwirrtheit. Wir haben uns auf diesen Personenkreis spezialisiert, und deshalb würde ich auch keine geistig fitten Bewohner aufnehmen. Lieber lasse ich mal einen Heimplatz länger unbesetzt, als dass ich einem geistig normalen Menschen zumuten würde, den Rest seines Lebens in dieser Umgebung verbringen zu müssen. Das ist durchaus nicht abwertend gegenüber unseren dementen Bewohnern gemeint – ich bin mir nur der Tatsache bewusst, dass es für geistig fitte Menschen schwierig ist, mit dementen Menschen umzugehen. Unsere Bewohner bringen sogar das Personal, das den Umgang mit solchen Menschen gewohnt ist, oftmals an die Grenzen der Toleranz für deren Krankheit. Aber das Personal kann nach Arbeitsende wieder in eine normale Umgebung nach Hause gehen. Nicht so Heimbewohner, die noch geistig fit sind und auf einer Station zusammen mit Menschen wohnen müssen, die an einer Demenz leiden.

Dass eine vernünftige Kommunikation mit demenziell veränderten Menschen nicht mehr möglich ist, ist dabei noch das geringste Übel. Viel schlimmer sind andere Verhaltensmuster, die keinem anderen Menschen auf Dauer zugemutet werden können. Viele Menschen mit Demenz werden mit zunehmender Dauer ihrer Erkrankung inkontinent. Das bedeutet, dass diese Personen ihre Ausscheidungen nicht mehr im Griff haben. Solche Bewohner werden zwar mit Windeln versorgt. Aber wenn diese voll sind, dann riecht es nicht unbedingt angenehm. Den Betroffenen selbst stört dies nicht mehr, weil auch die natürliche Scham verloren geht. So kann es passieren, dass sich jemand mit voller Einlage neben Sie setzt, während Sie gerade essen.

Manche gehen in ihrer Verwirrtheit auch nicht mehr auf die Toilette, um ihr Geschäft zu verrichten. Da kann es dann sein, dass solche Menschen den Gang, das Treppenhaus oder den Aufzug mit der Toilette verwechseln.

Oder stellen Sie sich vor, Sie sitzen beim Essen und von hinten kommt ein Mitbewohner und greift mit der Hand in Ihren Teller, um sich etwas zu nehmen, was bei Menschen mit Demenz in unserer Einrichtung durchaus vorkommt. Möchten Sie so wohnen und den Rest Ihres Lebens täglich solche Zustände ertragen?

Es gibt auch demente Menschen, die über Stunden den gleichen Satz oder das gleiche Wort rufen. Dieses Verhalten führt sogar bei anderen an Demenz erkrankten Bewohnern zu Aggressionen und teilweise sogar zu körperlicher Gewalt. Geistig fitten Menschen ist so ein Verhalten erst recht nicht zuzumuten.

Leider sind solche Konstellationen – Zusammenleben geistig rüstiger Menschen mit Demenzkranken in einem Pflegeheim – keine Ausnahmeerscheinung. Eine derartige Unterbringung ist jedoch nichts anderes als Psychofolter. Stellen Sie sich bloß einmal vor, in einem Gefängnis würde man geistig fitte Straftäter mit verwirrten Menschen zusammen wegsperren. Amnesty International und andere Organisationen würden Sturm laufen. Die Medien würden sich auf diese skandalösen Zustände stürzen. Nur bei hilflosen, pflegebedürftigen Menschen scheint ein solches Vorgehen normal zu sein. Zumindest regt sich niemand groß darüber auf. Sogar für unsere nach Gerechtigkeit strebenden Verfassungsrichter ist hier kein Handlungsbedarf gegeben.

Es gibt Heime, die werben sogar damit, dass sie gemischte Heime sind. In der Regel hat ein gemeinsames Unterbringen, manchmal muss man sogar von einem Wegsperren reden, nur einen einzigen Sinn. Solche Heime müssen um eine gute Belegung kämpfen. Jeder leere Heimplatz bedeutet einen Gewinnausfall zwischen 3000 Euro und 3500 Euro monatlich und mehr. Das ist doch wohl Grund genug, um die Menschenwürde hinten anstehen zu lassen.

Unseren Politikern bleibt der Anblick solcher Zustände erspart. Sie besuchen nur ausgewählte Heime, und sie bekommen dort die Pflege vorgeführt, wie man sie sich wünschen würde. Sie wissen mit Sicherheit, dass ihnen nur ein Schmierentheater vorgespielt wird. Etwas anderes wollen sie aber auch nicht sehen.

Ein weiterer Punkt, der für mich ganz essenziell ist, wenn es darum geht, die Würde der Altenheimbewohner zu bewahren, ist das Recht auf eine angemessene Ernährung. In einem so reichen Land wie Deutschland sollte diese Forderung eigentlich gar nicht gestellt werden müssen. Als ich noch keinen Einblick in die Pflegebranche hatte, hätte ich mir nicht vorstellen können, dass die Realität in vielen deutschen Heimen anders aussieht. Wir leben im Jahr 2016 und sind eines der reichsten Länder der Welt, und trotzdem gibt es Heime, die aus Gewinnsucht den Bewohnern eine Ernährung zumuten, die schlichtweg als skandalös zu bezeichnen ist. Heime, in denen Menschen Hunger leiden und zu wenig zu trinken bekommen.

Darum frage ich mich, warum es keine gesetzlichen Vorschriften gibt, die jedem Heimbewohner ein Recht auf frisch zubereitetes Essen garantieren. Außerdem sollte für jeden Heimbewohner die Möglichkeit vorhanden sein, dass er bei Bedarf auch einen Nachschlag bekommen kann. Das ist eine Grundvoraussetzung, um satt zu werden. Das ist in meinen Augen ein Grundrecht, das niemanden verwehrt werden darf. Und doch ist das deutschlandweit täglich bei

Tausenden Heimbewohnern der Fall. Eine eigene Küche mit einem Koch kostet nun mal deutlich mehr, als wenn sich ein Heim von einem Catering Service versorgen lässt. Das Heim spart eine Menge Geld, wenn vorgefertigte Essensportionen geliefert werden, die dann auch noch von einer Pflegekraft im Kombidämpfer warm gemacht werden. Die Bewohner müssen sich in solchen Heimen dann mit diesem Essen begnügen. Es gibt schließlich nichts anderes. Wem es nicht schmeckt, oder wer nicht satt wird, der hat einfach Pech.

Dass nicht einmal die eigenen Mitarbeiter solcher Cateringfirmen ihre kulinarischen Schöpfungen essen möchten, zeigt folgendes Beispiel: Eine Mitarbeiterin einer Münchner Firma rief bei uns im »Haus Marie« an und wollte uns als Kunden gewinnen. Die Frage, ob sie selbst täglich dieses Fertigmenü essen wolle, beantwortete sie mit einem »Nein«. Als Begründung äußerte sie, dass das ja etwas anderes sei. Stimmt, es ist etwas anderes bei dieser Mitarbeiterin. Sie kann frei wählen, was sie isst. Die Heimbewohner haben keine Wahl. Entweder sie essen, was man ihnen vorsetzt, oder sie bleiben eben hungrig.

Ältere Menschen trinken nachmittags gerne einen Kaffee, essen einen Kuchen oder im Sommer vielleicht auch mal ein Eis. Davon können viele Heimbewohner nur träumen. Wer Glück hat, ist in einem Heim, in dem es eine Cafeteria gibt. Dann kann man sich selbst noch etwas kaufen. Aber nur, wenn die Heimkosten nicht die ganze Rente und Ersparnisse auffressen.

Um das Ganze einmal in Zahlen auszudrücken. Wenn ein großer Heimbetreiber, mit 10 000 Betten, täglich einen Euro am Essen spart, dann ergibt das über ein Jahr eine

Gewinnerhöhung von 3 650 000 Euro. Bereits hier kann man erahnen, wie hoch die Ersparnis ist, wenn auch noch ein teurer Koch und Hauswirtschaftspersonal eingespart wird (mehr darüber in Kapitel 4). Wenn ein solches Heim dann einen gut aufgemachten Speiseplan in Schriftgröße 14 mit schönen Bildern aushängt, dann gibt es zur Belohnung für diese menschenverachtende Vorgehensweise vom Pflege-TÜV auch noch eine Eins fürs Essen (mehr zu diesem Thema in Kapitel 6). Aber bereits hier stellt sich die Frage, wie christlich und sozial unsere Politik ist, die so was zulässt.

Genauso unverzichtbar für ein menschenwürdiges Dasein ist für mich das Recht auf frische Luft und Benutzung des Gartens. Jeder Strafgefangene hat das Recht auf eine Stunde Hofgang täglich. Egal ob es sich um einen einfachen Einbrecher, einen Mörder, einen Vergewaltiger oder Kinderschänder handelt. In der Pflege schauen wieder alle weg und nehmen es als gegeben hin, dass vor allem alte Menschen mit Demenz oder Menschen, die aufgrund ihres körperlichen Zustandes immobil sind, nie mehr einen Spaziergang im Freien machen können.

Viele Heime wurden ursprünglich nicht dafür gebaut, Menschen mit einer Demenz oder anderen Verwirrtheiten aufzunehmen. Im Laufe der Jahre ging jedoch die Zahl der Heimbewohner, die noch geistig fit waren und deren Pflegebedürftigkeit noch nicht hoch war, immer mehr zurück. Das lag unter anderem an den immer höheren Kosten, die sich viele nicht mehr leisten konnten. Dagegen nahm mit zunehmend älter werdender Bevölkerung die Anzahl der Menschen zu, die an einer Demenz erkrankten. Da der Leerstand an Betten in den Alten- und Pflegeheimen zunahm, war ein Umdenken und eine Umstrukturierung nötig. Auch Heime, die früher generell keine verwirrten Menschen aufgenommen hatten, waren plötzlich aus Kostengründen und wegen zu geringer Auslastung dazu gezwungen. Deshalb haben viele Heime damit begonnen, ein Stockwerk einfach abzusperren und daraus eine »beschützende Abteilung« zu machen. Wenn sich so eine beschützende Station in einem der oberen Stockwerke befindet, gibt es natürlich keinen direkten Zugang zum Garten, falls denn überhaupt einer vorhanden ist.

Wer einmal in solch einer Station landet, kann nur von Glück reden, wenn er Angehörige hat, die sich um ihn kümmern und die Spaziergänge mit den Bewohnern machen. Das Gleiche gilt auch für immobile Bewohner. Heime, die am Personal sparen, und das ist leider die Mehrzahl, haben einfach zu wenig Zeit und Personal, um mit den ihnen anvertrauten Personen Spaziergänge zu machen. Deshalb gibt es Tausende Heimbewohner, die sich aufgrund mangelnder Selbstständigkeit, beim Einzug in ein Heim das letzte Mal in ihrem Leben an der frischen Luft bewegen konnten.

Dabei wäre es gerade bei Bewohnern, die an einer Demenz leiden, so wichtig, dass sich diese viel an der frischen Luft bewegen können. Sie haben meist einen erhöhten Bewegungsdrang, dem sie nicht nachgehen können.

Stellen Sie sich vor, dass Sie sich für den Rest Ihres Lebens nur noch im Flur oder Aufenthaltsraum einer solchen Station bewegen könnten. Sie wären unausgeglichen, nicht ausgelastet, könnten nicht mehr richtig schlafen und würden dadurch irgendwann aggressiv. Genauso geht es auch solchen Heimbewohnern. Doch dafür gibt es dann verschiedene Pillen. So mancher Betroffene bräuchte weniger Psychopharmaka, wenn er die Möglichkeit hätte, sich ausreichend zu bewegen.

Dabei gibt es natürlich gute Heime mit engagierten Heimleitern, in deren Einrichtungen es für die Bewohner auch jetzt schon möglich ist, den Garten zu benutzen, oder bei denen Spaziergänge auf dem Beschäftigungsplan stehen. Es geht also auch anders. Doch diese Heimleiter sind leider die Ausnahme.

Der letzte, aber sicherlich der wichtigste Punkt im Hinblick auf ein menschenwürdiges Dasein ist für mich das Recht auf menschliche Zuwendung.

Jedes Kind braucht Zuneigung und Zuwendung. Es will getröstet werden, wenn es traurig ist, es will getröstet werden, wenn es Angst hat, es braucht Fürsorge, wenn es krank oder verletzt ist. Kein Mensch käme auf die Idee, einem Kind solche Zuwendungen vorzuenthalten. Wer nimmt nicht gerne mal ein Kleinkind auf den Arm? Sie sind ja so süß und riechen so gut.

Alte Menschen sind zwar nicht mehr süß und riechen vielleicht nicht mehr so gut, aber auch sie haben Gefühle. Und mit zunehmendem Alter und Pflegebedürftigkeit nehmen solche Bedürfnisse nach Zuwendung wieder zu. Alte Menschen sind nicht mehr cool. Alte Menschen sind höchstens demütig und anspruchslos. Sie fügen sich oft still in ihr Schicksal und leiden, ohne zu klagen, in sich gekehrt vor sich hin. Dabei treten vor allem bei Menschen mit Demenz die Gefühle und Emotionen in den Vordergrund, während der Geist immer weiter zurückweicht und verloren geht.

Deshalb ist es für diesen Personenkreis so wichtig, dass man ihm entsprechende Zuneigung entgegenbringt. Deshalb sollte sich das Pflegepersonal auch mal die Zeit nehmen dürfen, um sich mit den Bewohnern zu unterhalten. Aber auch körperliche Zuwendung ist wichtig, wie beispielsweise einen Bewohner einfach mal in den Arm nehmen. Ich weiß, das kann nicht jeder. Auch ich als generell eher zurückhaltender Mensch musste mich erst dazu überwinden. Ich bewundere oft meine Pflegerinnen, wenn sie einen Bewohner oder eine Bewohnerin liebevoll an sich drücken und in den Arm nehmen. Das setzt Menschenkenntnis und Feingefühl voraus. Und das ist etwas, was man natürlich nicht mit einer Vorschrift regeln kann. Dazu bedarf es Empathie und Liebe zum Pflegeberuf. Es liegt jedoch an der Heimleitung, solch ein Verhalten zu fördern. Aber so unglaublich es klingt, es gibt sogar Heim- und Pflegedienstleitungen, die ihren Pflegern verbieten, sich zu den Bewohnern zu setzen und sich mit diesen zu unterhalten. Das wurde mir schon mehrfach, unter anderem bei Vorstellungsgesprächen, so geschildert. Aus Mangel an Personal ist in solchen Heimen keine Zeit für Menschlichkeit oder ein nettes Gespräch.

Aber auch wenn die Heimleitung ein entsprechendes Verhalten nicht unbedingt fördert und oft zu wenig Zeit vorhanden ist: ein netter und liebevoller Umgangston trägt zum Wohlgefühl der Bewohner bei. Und ein liebevoller Umgangston kostet genauso viel wie ein böses Wort. Deshalb, liebe Pflegekräfte, denkt immer daran: Vor euch sitzt ein Mensch mit Gefühlen.

Doch dass es mit diesen eigentlich ganz selbstverständlichen Dingen in der Pflege nicht weit her war, wurde mir schon bald schmerzlich bewusst. Und auch wenn nicht all diese Missstände in genau dieser Form im »Haus Marie« anzutreffen waren, sondern eher typisch sind für die Pflegesituation allgemein, gab es für mich nach meinem Antritt so einiges zu erledigen.

3

Eine bessere Pflege für das »Haus Marie« Wirtschaftsfaktor Pflegeheim

Nachdem ich diese Missstände – nicht nur in meinem Heim, sondern in der Pflege allgemein erkannt hatte, wurde mir klar, dass ich, wenn ich den Bewohnern eine einigermaßen menschliche Pflege zukommen lassen wollte, die Gewinne, die ich mir einst erträumt hatte, vergessen konnte.

In der Anfangszeit war ich in erster Linie damit beschäftigt, die bisherigen Versäumnisse nachzuholen. Das bedeutete unter andern auch, die finanziellen Rückstände und Schulden bei Banken und Zulieferern zu begleichen. Das üppige und großzügige Gehalt, welches die bisherigen Betreiber sich gegönnt hatten, konnte ich nun dazu verwenden, neues und zusätzliches Personal einzustellen.

All dies führte dazu, dass die Pflege im »Haus Marie« menschenwürdige Bedingungen annahm. Diese Verbesserungen sprachen sich herum, und das hatte zur Folge, dass sich die Belegung der Betten verbesserte. Das war auch notwendig, um die Einnahmen zu erhöhen. Denn nur mit höheren Einnahmen konnte die finanzielle Situation konsolidiert werden.

Zu diesem Zeitpunkt stieg auch mein Steuerberater, zu dem ich auch privat einen guten Kontakt pflegte, als Mitgesellschafter in die »Haus Marie GmbH« ein. Er übernahm sämtliche kaufmännischen Aufgaben und hielt uns von dieser Seite den Rücken frei. Diese Partnerschaft war aber vor allem deshalb möglich, weil auch er, was die Einnahmen betraf, die gleiche Einstellung hatte wie ich. Gewinne ja, aber nicht um jeden Preis und schon gar nicht auf Kosten hilfloser, pflegebedürftiger Menschen. Er ist mit mir zusammen auch heute noch bereit, auf mögliche höhere Gewinne, die auf Kosten der Lebensqualität unserer Bewohner gehen würden, zu verzichten.

Da ich keinerlei Vorbildung im Pflegebereich hatte und von heute auf morgen das »Haus Marie« übernehmen musste, habe ich das gemacht, was in der Schule verboten ist. Ich habe abgeschaut.

Ich nahm, teilweise zusammen mit meinem Kompagnon, Kontakt zu anderen Heimen und deren Beschäftigten auf. Manche waren sehr reserviert, andere dagegen sehr hilfsbereit. Dabei ging es zum Teil um ganz einfache und elementare Fragen wie die Entsorgung von Inkontinenzmaterial, sprich von gebrauchten Windeln. Windeln ergeben eine riesige Menge Müll und verursachen somit hohe Müllgebühren. Entweder ein Heim schafft sich eine Presse an, um die Müllmenge zu komprimieren, oder man schließt einen Vertrag mit einem speziellen Entsorger. Aber es ging auch um existenzielle Fragen, wie etwa Pflegesatzverhandlungen mit den Pflegekassen und dem für uns zuständigen Bezirk Schwaben. Wir mussten die Heimkosten erhöhen, um genügend Personal finanzieren zu können. Denn Billigpflege gibt es nicht. Billigheime müssen noch mehr am Personal sparen, was bedeutet, dass gute Pflege unmöglich ist. Allmählich bekamen wir jedoch immer mehr Einblick in die Pflegebranche und wurden stetig besser.

Außerdem stellte sich heraus, dass ich mit Frau Drochner einen Glücksgriff gemacht hatte. Denn für sie ist Pflege nicht nur ein Beruf, mit dem sie Geld verdient, sondern eine Berufung. Sie geht ständig mit offenen Augen durchs Haus und überzeugt sich persönlich, dass unser Ziel, menschenwürdige Pflege, auch umgesetzt wird. Sie bringt sich auch persönlich bei der Pflege mit ein, wenn es notwendig ist. Sie hilft, wenn es sein muss, sogar beim Kochen, wenn der Koch frei hat und eine Hauswirtschaftskraft Hilfe braucht. Und sie pflegt einen derart liebevollen Umgang mit den Bewohnern, der einfach nur bewundernswert ist.

Gemeinsam überlegten wir dann auch immer wieder, mit welchen Maßnahmen wir die Qualität der Pflege in unserem Heim verbessern könnten. An vielen Schrauben musste gedreht werden. Das begann bei den Arbeitsabläufen, die in Absprache mit dem Pflegepersonal verändert wurden. Wir kauften entsprechende Pflegehilfsmittel, wie etwa einen Lifter, eine Art Kran, der die Pflegekräfte beim Anheben von immobilen Bewohnern entlastet. Wir führten Verhandlungen mit Zulieferern, speziell was den Einkauf von Nahrungsmitteln anbelangt. Aber die wohl wichtigste Maßnahme für eine bessere Pflege war die Veränderung beim Personal. Ich stellte nicht nur zusätzliches Personal für die Pflege ein, sondern auch für die Hauswirtschaft. Und ich besetzte die Stelle eines Kochs.

Gleichzeitig trennten wir uns auch von der einen oder anderen Pflegekraft, wenn sie nicht unserer Pflegephilosophie entsprach. Das war oft nicht einfach, weil es auch in der Pflege einen Kündigungsschutz gibt. Wir mussten in den letzten Jahren teils hohe Abfindungen zahlen. Das war es uns aber wert. Denn ein fauler Apfel vergiftet die anderen. So ist es auch in der Pflege. Eine schlechte Pflegekraft kann nicht nur für miese Stimmung beim restlichen Personal sorgen, sondern es kann sein, dass eine faule und unmotivierte Pflegekraft die Arbeitsmoral eines gesamten Teams untergräbt. Das wiederum schlägt sich auf die Qualität der Pflege nieder. Und unter schlechter Pflege müssen die Bewohner leiden. Doch diese gilt es zu schützen.

Leider sehen das manche Arbeitsrichter anders. Ein Richter stellte sich sogar auf die Seite einer Pflegekraft, die körperliche Gewalt gegen einen Bewohner angewandt hatte. Eines Tages waren zwei Angestellte zu mir ins Büro gekommen und hatten mir berichtet, dass eine Pflegefachkraft schon seit Längerem recht ruppig mit den Bewohnern umspringe. An dem besagten Tag hatte sie bei der Esseneingabe einem Bewohner sogar die Nase zugehalten und ihm mit Gewalt das Essen in den Mund geschoben. Ich habe dieser Pflegerin natürlich fristlos gekündigt.

Der zuständige Richter beim Augsburger Arbeitsgericht hatte jedoch erhebliche Zweifel daran, dass die fristlose Kündigung gerechtfertigt sei. Außerdem stellte er in den Raum, dass wenn die beiden Angestellten, die mir den Vorfall gemeldet hatten, als Zeugen gegen die Pflegerin aussagen würden, er diese wegen unterlassener Hilfeleistung anzeigen werde. Um meine Angestellten davor zu bewahren, habe ich dann lieber zähneknirschend eine Abfindung bezahlt. Die Pflegekraft gab ihren Beruf aber durchaus nicht auf. Sie wechselte einfach in ein anderes Heim, wo sie heute noch arbeitet. Der Schutz der Arbeitnehmer vor der Willkür der Arbeitgeber ist eine gute Sache. Aber der Schutz von hilflosen, pflegebedürftigen Menschen sollte Vorrang haben. Vor allem weil in der Pflege – anders als in anderen Wirtschaftsbereichen – eine Fachkraft in der Regel nicht entlassen wird, um Personal einzusparen (zu diesem Zweck werden einfach keine neuen eingestellt). Es gibt schließlich einen vorgeschriebenen Personalschlüssel. Für jede Pflegekraft, die ich entlasse, muss ich eine neue einstellen.

Doch wir mussten sehr bald feststellen, dass es schwierig oder fast unmöglich ist, mit dem gesetzlich vorgeschriebenen Personalschlüssel, eine gute und menschenwürdige Pflege zu gewährleisten – zumindest was unsere Vorstellung von guter Pflege betraf. Deshalb beschlossen wir schon bald, mehr Pflegepersonal als vorgeschrieben einzustellen. Wir haben daher schon seit Jahren meist eine Pflegekraft mehr, als der in Bayern vorgegebene Personalschlüssel es verlangt.

Eine Maßnahme und personelle Veränderung, die wir vorgenommen haben, ist aber wohl bis heute deutschlandweit einmalig: unser Nachtwachenschlüssel. Anfänglich gab es im »Haus Marie« immer nur Dauernachtwachen. Wie der Name schon sagt, machten diese Pflegekräfte ausschließlich Nachtdienst. Damals war in der Nachtschicht auch nur eine einzige Pflegekraft anwesend. Schon bald merkte ich, dass eine Dauernachtwache keine richtige Bindung zu den restlichen Kollegen hat und auch keine zum Pflegeheim. Deshalb entschieden wir, dass alle Pflegekräfte auch mal Nachtschichten machen müssen und die Nachtwachen manchmal auch tagsüber anwesend sein sollen. Die anderen Pflegekräfte hatten damit auch kein Problem, denn bei Nacht gibt es entsprechende Zuschläge, die sich positiv auf den Nettolohn auswirken.

Es kam dann noch eine weitere Überlegung dazu, nämlich die, dass es unverantwortlich ist, eine Pflegekraft alleine einzusetzen. Egal zu welcher Tages- und Nachtzeit. So kam es, dass bei uns auch bei Nacht für nur 33 Bewohner zwei Pflegekräfte im Dienst sind.

Wir haben auch die Dienstzeiten so verändert, dass es morgens, mittags und abends, wenn es am meisten Arbeit gibt, zu Überschneidungen kommt und somit in dieser Zeit das doppelte Personal anwesend ist. Dadurch wird das morgendliche Wecken und Waschen stressfreier. Es ist dadurch auch immer wieder Zeit, sodass unser Personal mittags mit den Bewohnern Spaziergänge außerhalb der Einrichtung unternehmen kann.

Dieser zusätzliche Einsatz von Pflegekräften wird aber nicht refinanziert. Nein, dieser zusätzliche Personalaufwand schmälert schlicht und einfach den Gewinn. Gewinn, der meinem Kompagnon und mir fehlt. Das bedeutet, wir bezahlen diese Pflegekraft aus unserer eigenen Tasche. Menschliches Denken kostet leider Geld und wird nicht belohnt. Doch auf diese Art und Weise konnten wir deutlich machen, dass der schlechte Personalschlüssel ein ganz wesentlicher Faktor im Hinblick auf schlechte Pflege ist. Indem wir finanzielle Einbußen in Kauf nahmen, konnten wir zeigen, dass es auch anders geht.

Unser Vorteil dabei war, dass der Verlust zwar gewichtig, aber dennoch zu stemmen war. Bei einem Haus mit 33 Betten, wie bei uns im »Haus Marie«, sorgt eine tägliche Einsparung von 10 Cent pro Bewohner nicht für satte Gewinne.

Von den eingesparten etwa 1200 Euro würden mir und meinem Kompagnon nach Abzug der Steuern gerade noch jedem etwa 300 Euro bleiben. Abgesehen von meiner Einstellung würde es sich somit auch finanziell nicht lohnen, an der Qualität der Pflege zu sparen. Bei einem Träger mit 15 000 Betten sieht das schon ganz anders aus. Wenn so ein Träger pro Bewohner täglich 10 Cent einspart, dann ergibt das am Jahresende eine Gewinnmaximierung von über einer halben Million.

Das ist auch der Grund, weshalb gerade die großen Träger versuchen, an allen Ecken und Enden zu sparen. Ein Heim, das auf die Anstellung eines Kochs und des Küchenpersonals verzichtet, senkt die Ausgaben nur dadurch, je nach Größe, um 80 000 Euro. Denn ein Koch und zwei Küchenhelfer kosten einem Heim zusammengerechnet schnell mal monatlich 6000 bis 7000 Euro. Die zehn größten Pflegeheimbetreiber in Deutschland haben übrigens jeweils zwischen 50 und 124 Heime. Es gibt zwar bei jedem großen Betreiber auch Heimleitungen, die so was nicht mitmachen und ihre Bewohner im Rahmen der ihnen zur Verfügung stehenden Mittel so gut wie möglich versorgen. Es gibt aber immer noch zu viele Heime, für die Gewinne wichtiger sind als gute Pflege. Bereits an diesem kleinen Rechenbeispiel lässt sich erahnen, welche Gewinne möglich sind, wenn ein Gewissen und das menschliche Denken fehlen.

Heime, die so agieren, sparen aber nicht nur am Küchenpersonal, sondern auch am Hauswirtschaftspersonal. Da werden dann Arbeiten wie Waschen, Bügeln, Nähen und Putzen an Fremdfirmen vergeben. Diese Auslagerung von Dienstleistungen an eine Fremdfirma bringt richtig Geld.

Vor allem, wenn es sich bei der Fremdfirma gar nicht um eine richtige fremde Firma handelt, sondern wie in der Pflege üblich, um ein Tochterunternehmen des Trägers. Eine Praxis, die zwischenzeitlich alle großen Träger, nicht nur die privaten und börsennotierten, anwenden.

Große Heime mit bis zu 300 Bewohnern sparen mit dieser Methode schnell mal zehn bis fünfzehn Vollzeitkräfte ein. Wenn man davon ausgeht, dass eine Vollzeitkraft beim derzeitigen Mindestlohn, inklusive des Arbeitgeberanteils, also der Sozialabgaben, Lohnkosten in Höhe von etwa 1 750 Euro verursacht, dann sind das bei zehn eingesparten Arbeitskräften monatlich etwa 17 500 Euro. Hochgerechnet auf ein Wirtschaftsjahr wieder eine Ersparnis von mehr als 200 000 Euro. Wohlgemerkt, bei nur einem Heim entsprechender Größe. Bei einer entsprechenden Anzahl von Heimen sind das schnell mal mehrere Millionen. Sicher muss man jetzt die Kosten gegenrechnen, die für eine »Fremdfirma«, die für den Putzdienst beauftragt wird, anfallen. Diese sind aber deutlich geringer und bringen indirekt wieder einen Gewinn, wenn es sich wie üblich um eine Tochterfirma des Heimbetreibers handelt.

Aber nicht nur beim Hauswirtschaftspersonal sind Einsparungen möglich. Es gibt zwar für jedes Bundesland einen festgelegten Personalschlüssel, der verpflichtend ist und auch eingehalten werden muss. Allerding lässt sich dieser Personalschlüssel von findigen Heimen leicht »austricksen«. Die Zauberworte, um den vorgeschriebenen Personalschlüssel zu umgehen, lauten »Zeitverträge« und »Leiharbeit«.

Es kommt immer wieder vor, dass eine Pflegekraft aus einem Heim ausscheidet, weil sie sich verändern will, weil sie schwanger wird oder aus irgendeinem Grund kündigt. In solchen Fällen gesteht man einem Heim auch mal zu, dass für kurze Zeit der Personalschlüssel unterschritten wird, während man unter Hochdruck eine neue Pflegekraft sucht. Auch bei mir ist das schon passiert, zumal ich bei der Einstellung darauf achte, dass die neue Pflegekraft auch zu uns und unserer Pflegephilosophie passen muss. Findige Heime nutzen dieses Zugeständnis aber richtig aus. Sie lassen die offene Stelle länger unbesetzt als notwendig. Dem Gesetzgeber ist dies bekannt, und zwar schon lange. Das Bundesministerium für Gesundheit hat im Jahr 2001 das Pflege-Qualitätssicherungsgesetz verabschiedet, das im Januar 2002 in Kraft trat. Zu diesem Gesetz liegt mir ein Vorblatt zum Entwurf dieses Gesetzes vor. Dafür wurde unter anderem vom Medizinischen Dienst der Krankenversicherungen (der MDK, mehr dazu in Kapitel 6) bei 22 Pflegeeinrichtungen ein Personalabgleich durchgeführt. Zu diesem Personalabgleich ist der MDK gemäß der Leistungs- und Qualitätsvereinbarung jederzeit in jedem Heim berechtigt. Anhand dieser Prüfung lässt sich erkennen, wie hoch die wirtschaftlichen Gewinne durch solche Betrügereien sind. Ausbaden müssen solche Praktiken der Unterbesetzung wiederum die Pflegekräfte, die diesen Personalmangel ausgleichen müssen und für die fehlende Pflegekraft mitarbeiten müssen.

In diesem Schreiben des Ministeriums steht wörtlich:

Die finanzielle Dimension zeigt ein Personalabgleich, der im Frühjahr 2000 von einem Medizinischen Dienst in 22 Pflegeeinrichtungen durchgeführt wurde. Hierbei stellte sich heraus, dass in 18 Einrichtungen die vom MDK festgestellte personelle Besetzung im Pflege- und Betreuungsbereich nicht mit den in die Pflegesätze einkalkulierten Personalzahlen und -kosten übereinstimmte. Es ergaben sich Abweichungen

- *In 8 Einrichtungen von bis zu 3 Vollkräften*
- *In 6 Einrichtungen von 3,1 bis zu 9,9 Vollkräften*
- *In 4 Einrichtungen von 10 Vollkräften und mehr*

Eine vertragswidrige Unterbesetzung von 10 Vollkräften bedeutet, auf ein Jahr hochgerechnet, einen Erlös (»windfall-profit«) von rund 800 000 DM [im Jahr 2000 gab es noch keinen Euro], dem keine entsprechende Leistung der Pflegeeinrichtung gegenübersteht.

Laut dem Schreiben des Bundesministeriums für Gesundheit stellt dieser Personalabgleich keinen nennenswerten Verwaltungsaufwand dar. Es genügt eine »Akteneinsicht« in die von jedem Arbeitgeber bereits aus steuerlichen Gründen zu führenden Jahreslohnlisten.

Wenn die Gewinne durch solche fadenscheinigen Methoden sich im Jahr 2000 bereits auf 800 000 Mark beliefen, dann lässt sich erahnen, wie hoch die Gewinne heute sind.

Allerdings findet dieser Personalabgleich bis heute de facto bei keiner Prüfung statt. Und deshalb hat sich an dieser Praxis bis heute nichts verändert.

Doch zurück zum »Haus Marie« – denn hier sah es ganz ähnlich aus. Der vorgeschriebene Personalschlüssel war ständig unterschritten worden. Meine Vorgänger hatten teilweise das Essen der Bewohner anliefern lassen. Frühstück und Abendessen musste das Pflegepersonal zubereiten.

Zwischenmahlzeiten gab es nicht. Deshalb stellten wir einen eigenen Koch ein. Ab diesem Zeitpunkt gab es täglich frisch zubereitetes Essen, mit Vor- und Nachspeise und abschließend einer Tasse Kaffee. Außerdem gibt es jeden Vormittag und jeden Nachmittag eine Zwischenmahlzeit. Jeder Bewohner kann jetzt so viel essen, wie er will. Und weil das Essen im Speiseraum ausgegeben wird, kann auch jeder einen Nachschlag bekommen, wenn ihm danach ist. Wir hatten auch schon eine Vegetarierin. Für diese Frau wurde eigens gekocht, ein vegetarisches Gericht und nicht einfach nur die Beilagen ohne Fleisch. Und wenn es einem Bewohner nicht schmeckt, bekommt er eben etwas anderes. Es gibt Bewohner, die wollen nur noch Süßes. Die bekommen dann eben Pudding, Grießbrei und Ähnliches bis hin zur Milchschnitte. Alte Menschen müssen sich nicht mehr gesund ernähren. Im Alter sollte man essen dürfen, was einem schmeckt, solange es nicht gravierende Gründe gibt, die dagegen sprechen, wie zum Beispiel bei Diabetes. Essen ist schließlich eine der letzten Vergnügungen des Alters.

Auch die angesprochene Gartennutzung gibt es. Jeder mobile Bewohner kann selbstständig das Haus verlassen und im Garten spazieren gehen oder sich in einen der vorhandenen Liegestühle legen. Bei gutem Wetter wird sogar draußen gegessen. Das ist möglich, weil das Essen, wie geschildert, vom Koch beim Bewohner ausgegeben wird. Nur bei schlechtem Wetter ist die Haustüre verschlossen.

Zusätzlich zum Koch haben wir auch das Hauswirtschaftspersonal aufgestockt. So wurden wir zu einem reinen Selbstversorgungsbetrieb. Es wird bei uns vom eigenen Hauswirtschaftspersonal gewaschen, geputzt, gebügelt und gekocht. Das hat zur Folge, dass die Pflegekräfte mit wenigen Ausnahmen nur pflegen. Sämtliche Mahlzeiten, angefangen vom Frühstück, werden entweder vom Koch oder von einer Hauswirtschaftskraft zubereitet. Schmutzige Kleidung wird im Haus gewaschen und liegt in der Regel spätestens nach zwei Tagen wieder im Schrank – und ist nicht wochenlang in den finsteren Kanälen irgendeines externen Unternehmens verschwunden.

Was aber auch noch ganz wichtig ist: Jede Hauswirtschaftskraft kennt jeden Bewohner, abgesehen von dessen speziellem Krankheitsbild, genauso gut wie jede Pflegekraft. Wenn geputzt wird, dann kommt nicht jeden Tag eine andere fremde Person ins Zimmer. Die Bewohner kennen die Reinigungskräfte und die Reinigungskräfte die einzelnen Bewohner. Dadurch, dass zum Teil über Jahre hinweg immer die gleichen Personen in den Zimmern putzen, kennen die Putzfrauen auch die Eigenheiten der Bewohner. Sie wissen bei manchen Personen sogar Bescheid über deren Familienverhältnisse, deren frühere Berufe und Hobbys. So kommt es auch zu persönlichen Gesprächen. Auch dies trägt ganz wesentlich zum Wohlbefinden der an Demenz erkrankten Bewohner bei. Gerade bei Demenz ist eine Kontinuität wichtig.

Viel günstiger wäre es, all diese Tätigkeiten an eine Fremdfirma zu vergeben. Dies ist leider in vielen Heimen und bei vielen Trägern der Fall. Stellen Sie sich vor, es käme täglich eine fremde Person, die oft nicht mal der deutschen Sprache mächtig ist, in Ihre Wohnung, um im Akkord zu putzen und dann wieder wortlos zu verschwinden. Wie würden Sie sich fühlen?

Leider geschehen natürlich auch im »Haus Marie« Dinge, die nicht passieren dürften. Wo Menschen arbeiten, kommt es nun mal zu Fehlern. Es stellt sich nur die Frage, wie man mit diesen Fehlern umgeht. Steht man dazu und versucht, diese in Zukunft zu vermeiden, oder werden diese ignoriert oder bestritten, weil zu wenig Personal und zu wenig Zeit vorhanden ist?

Aber all diese Maßnahmen kosten Geld und schmälern den Gewinn. Doch nachdem ich Einblick in die Pflegesituation bekommen und sich meine Einstellung um 180 Grad gedreht hatte, war mir eine gute Pflege wichtiger als maximaler Gewinn.

Bedauerlicherweise musste ich feststellen, dass unter den gegebenen Umständen und mit den gesetzlichen Vorgaben die Heime und Heimbetreiber finanziell belohnt werden, die an Personal, Essen und auch anderen Dingen sparen. Wer dagegen bestrebt ist, den Bewohnern eine gute menschenwürdige Pflege zukommen zu lassen, wird bestraft. Um es kurz und knapp zu formulieren:

Gute Pflege = wenig Gewinn.
Schlechte Pflege = viel Gewinn.

In öffentlichen Bekundungen wird seitens der Träger immer wieder davon gesprochen, dass zu wenig Geld in der Pflege ist. Die Gehälter der Pfleger und Pflegerinnen wären so niedrig, weil der Kostendruck so groß ist. Bei guten Heimen trifft diese Aussage auch zu. Wer sich aber die Mühe macht und hinter die Kulissen schaut, wird feststellen, dass sich viele Betreiber dumm und dämlich verdienen. Die

Gewinne sind so groß, dass Heimbetreiber sogar an die Börse gehen oder im Portfolio großer Investmentfonds vertreten sind. Gewinne werden auf Kosten der pflegebedürftigen Menschen gemacht und auf Kosten der Pflegekräfte, denen eine gerechte Bezahlung verweigert wird (mehr dazu in Kapitel 4).

All die von uns ergriffenen Maßnahmen zugunsten der Bewohner sprachen sich allmählich herum, und so kam der Tag, an dem unser Heim das erste Mal vollständig belegt war. Ein Umstand, der uns so glücklich machte, dass wir diese Vollbelegung bei einem Abendessen feierten. Es war für uns der Lohn für unsere Anstrengungen.

Es kam sogar so weit, dass wir keine Werbung mehr machen mussten. Unsere Art zu pflegen und der Umgang mit den Bewohnern wurden bei den Bezirkskrankenhäusern, bei den Betreuern und auch an anderen Stellen wahrgenommen. So lebt das »Haus Marie« bis heute von Mund-zu-Mund-Propaganda. Und die Belegungszahlen sprechen auch für unsere gute Pflege.

Bei manchen Neuzugängen, die zu uns ins »Haus Marie« ziehen, zeigt sich aufgrund dieser guten Pflege häufig ziemlich schnell eine deutliche Verbesserung des Zustands. Eine Sache, die zynisch betrachtet ebenfalls ein finanzieller Nachteil für uns ist: Zum jetzigen Zeitpunkt, während ich dieses Buch schreibe, gibt es noch drei Pflegestufen, in die pflegebedürftige Menschen je nach Pflegegrad eingestuft werden. Ab Januar 2017 werden diese drei Pflegestufen in fünf Pflegegrade umgewandelt. Dies wird aber nichts daran ändern, dass mit schlechter Pflege mehr Geld verdient wird als mit guter Pflege. Im Gegenteil. Pflegestufe drei bedeutet einen höheren Tagessatz als Pflegestufe eins. Das bedeutet auch, dass die Einnahmen bei Pflegestufe drei höher sind. Das wird auch mit den zukünftigen fünf Pflegegraden so bleiben. Auf der Strecke bleibt dabei der Anreiz zu einer aktivierenden Pflege – einer Pflege, die die noch vorhandenen Ressourcen stärkt und die Bewohner dahingehend mobilisiert, dass sie einen geringeren Pflegebedarf haben.

Ich erinnere mich an den Einzug einer pflegebedürftigen, verwirrten Frau, die aus einem anderen Heim zu uns kam und immobil und bettlägerig war. Sie wurde in dem Heim, in welchem sie vorher war, durch einen meiner Meinung nach schon verbrecherischen Einsatz von Psychopharmaka am Weglaufen gehindert und ruhiggestellt. Eigentlich müsste solch ein Fall strafrechtlich verfolgt werden, da es sich um eine gesetzeswidrige Fixierung durch Medikamente handelt. Leider werden solche Missstände oftmals auch noch mit der Pflegestufe drei belohnt.

Und was passierte, nachdem wir diese Frau so gepflegt hatten, dass sie wieder mobil war, selbstständig den Garten benutzen, allein essen konnte und wieder aktiv am Leben teilnahm? Sie wurde von Pflegestufe drei auf Pflegestufe zwei herabgesetzt. Wir wurden praktisch für unsere gute und aktivierende Pflege bestraft.

Genau hier liegt eines der Grundübel im Pflegesystem. Es gibt überhaupt keinen Anreiz dafür, dass ein Heim freiwillig mehr Personal einstellt und aktivierende Pflege anbietet. Ganz im Gegenteil. Von der wirtschaftlichen Seite betrachtet, lohnt es sich, wenn man Bewohner »ins Bett pflegt«. Die Pflegestufe und der zu zahlende Tagessatz steigen und somit auch die Einnahmen. Das Paradoxe an dieser Situation ist auch noch, dass Heime, denen der Mensch egal ist, einen geringeren Arbeitsaufwand und folglich weniger Personaleinsatz haben, wenn die Bewohner nur noch im Bett liegen. Dafür wurde schließlich die Drei-Liter-Windel erfunden, die ist so aufnahmefähig, dass sie nur zweimal täglich gewechselt werden muss.

Es gibt übrigens Lehrgänge, in denen man lernt, wie höhere Pflegestufen erreicht werden. Die haben so schöne Titel wie: »Die falsche Pflegestufe geht aufs Haus.« Solche Fortbildungen werden zum Teil von ehemaligen Pflegekräften geleitet, die sich auf die Seite der Träger geschlagen haben und dadurch deutlich mehr verdienen als ihre ehemaligen Kollegen in der Pflege.

Die gute Pflege, die wir im »Haus Marie« bieten – ist damit für unseren eigenen Geldbeutel durchaus von Nachteil.

Dass es bei uns im »Haus Marie« in so vielen Bereichen anders läuft, liegt natürlich auch daran, dass wir nur 33 Bewohner haben und somit alles überschaubarer ist. Es gibt bei uns keine verschiedenen Stationen, und somit benötigen wir auch keine Stationsleitungen. Gutes Führungspersonal auf der Ebene zwischen Heimleitung und Pflege ist schwer zu finden. In einem kleinen Heim ist es auch leichter, den Überblick über das ganze Geschehen zu behalten. Und dadurch, dass jeder jeden kennt, entsteht eine familiäre Atmosphäre.

Bei uns findet täglich gegen 9.30 Uhr ein Personalfrühstück statt. Wenn ich im Haus bin, nehme ich auch persönlich an diesem Frühstück teil. Die Mitarbeiter müssen dafür nichts bezahlen. Beim Frühstück finden meist ungezwungene Gespräche statt, die zum Zusammenhalt beitragen und zu einer besseren Arbeitsmoral führen. In einem großen Heim mit mehreren Stationen, verteilt auf verschiedene Ebenen, ist so etwas natürlich nicht möglich.

Darüber hinaus gibt es in kleinen Heimen auch keine so strikten, unpersönlichen Hierarchien. Ich sitze als Geschäftsführer nicht nur in meinem Büro, sondern bin auch immer wieder im Heim unterwegs. Dadurch habe ich einen engen Kontakt zu meinen Mitarbeitern. Ich wechsle, wenn der Hausmeister nicht da ist, auch mal eine Glühbirne aus oder repariere ein Bett. Wenn Not am Mann ist, passe ich auch mal im Aufenthaltsraum auf die Bewohner auf. All dies bringt mich nicht nur näher ans Geschehen, sondern führt auch dazu, dass ein engerer und menschlicherer Kontakt zu meinen Mitarbeitern entsteht.

Es ist übrigens auch wissenschaftlich bewiesen, dass vor allem für Menschen mit Demenz kleinere Heime besser geeignet sind. Das liegt schon daran, dass die Immobilien kleiner sind und die Bewohner keine weiten Wege durch lange Gänge haben. So finden sie sich besser zurecht. In kleinen Heimen ist der Personalbestand überschaubar. Pflegekräfte werden nicht auf verschiedenen Stationen eingesetzt. Die Bewohner werden immer von den gleichen Pflegekräften gepflegt, wodurch ein engeres Verhältnis zwischen Pflegekraft und Person entsteht. Außerdem sind kleine Heime einfach familiärer und überschaubarer.

Und dennoch. Mit großen Heimen lässt sich einfach mehr Geld verdienen. Deshalb werden immer mehr große Heime gebaut. Die bringen dann auch mehr Rendite. In der Pflege geht leider der Trend dahin, wo die Tierhaltung schon ist, nämlich zur Massen-Mensch-Haltung und zu

Pflegebatterien. Und ähnlich wie in der Tierhaltung wird mit diesen Methoden richtig viel Geld verdient. Geld – das nicht etwa in die Taschen kleiner Heimbetreiber fließt, sondern in die Kanäle großer Investoren und Finanzanleger.

4

Money, money, money
Investoren und Finanzanleger

Was haben eine Waschmaschine, ein Windkraftwerk oder eine Modemesse mit einem Pflegeheim gemeinsam? Auf den ersten Blick gar nichts. Bei genauerem Hinsehen stellt man aber eine Gemeinsamkeit fest: Sie bringen alle richtig viel Geld. Das haben auch die großen internationalen Finanzinvestoren erkannt. Werfen wir doch einmal einen Blick in deren Portfolios ...

Da gibt es zum Beispiel die HgCapital mit Sitz in London, die zu den 50 weltweit größten Private-Equity-Unternehmen (außerbörsliche Unternehmen) gehört. Diese hat nur lukrative gewinnorientierte Unternehmen im Portfolio. Schließlich sollen die Anleger eine satte Rendite für ihr angelegtes Geld bekommen. Das Unternehmen konzentriert sich auf Investments im mittleren Größenbereich. Im Portfolio finden sich neben Konsumgütern, Unternehmen für erneuerbare Energie, Industrieunternehmen, Unternehmen der Freizeitbranche und Dienstleistungen eben auch Produkte aus dem Gesundheitswesen. Von 2007 bis 2015 gehörte unter anderem der Pflegeheimbetreiber Casa Reha dazu. Im Jahr 2015 verkaufte HgCapital Casa Reha an die Korian Gruppe, den europäischen Marktführer im Gesundheitswesen. Laut Informationen aus der Finanzwelt, soll HgCapital einen Verkaufserlös von 300 Millionen Euro erhofft haben.

Ähnlich agiert das niederländische Investmentunternehmen Waterland. Auch dieses Unternehmen investiert für seine Anleger unter anderem in Reedereien, wie beispielsweise das Rostocker Kreuzfahrtunternehmen A-ROSA, in Modemessenveranstalter wie die Firma Premium, in Beerdigungsinstitute, aber eben auch europaweit in die Gesundheits- und Pflegebranche. Ein Blick auf die Homepage des Unternehmens verrät, dass der »Industrielle Focus« auch auf die »alternde Bevölkerung« gerichtet ist. Heutzutage lässt sich eben nicht nur mit Waschmaschinen, Windkraftanlagen und Modemessen ordentlich Geld verdienen – sondern auch mit pflegebedürftigen, alten Menschen.

Die meisten Heimbewohner müssen ihre gesamte Rente aufbieten, um die Kosten für den Heimplatz bezahlen zu können. Die Zahl derjenigen, die nicht genug Rente haben und bei denen die Bezirke in Form von Sozialhilfe die Heimkosten mittragen, nimmt immer mehr zu. Viele alte Menschen haben sich im Laufe ihres Lebens eine Immobilie buchstäblich vom Mund abgespart oder sogar mit eigenen Händen errichtet. Sie haben auf Urlaube und vieles andere verzichtet, um sich ein Häuschen leisten zu können. Um die Heimkosten bei Pflegebedürftigkeit zu bestreiten, müssen viele alte Menschen dann diese Immobilien verkaufen. Als Gegenleistung bekommen sie dann oft nur schlechte, wenn nicht sogar menschenunwürdige Pflege.

An dieser Stelle übrigens ein kurzer Hinweis an alle, die meinen, sie würde das Problem nichts angehen, weil es in ihren Familien niemanden gibt, der pflegebedürftig ist:

Immer weniger der pflegebedürftigen Menschen sind in der Lage, die Heimkosten selbst aufzubringen. Deshalb stieg die Anzahl der Sozialhilfeempfänger seit dem Jahr 2005 von insgesamt 340 000 auf zuletzt 453 000 im Jahr 2015. Davon leben 321 000 Betroffene in einem Heim. Die Ausgaben für sozialhilfebedürftige Menschen in der Pflege belaufen sich inzwischen auf 3,5 Milliarden Euro. Somit werden die Gewinne der großen Träger von jedem Steuerzahler indirekt mitfinanziert.

Wie man mit schlechter Pflege richtig viel Geld machen kann, habe ich bereits beschrieben. Wie viel Geld die großen Träger aber tatsächlich verdienen, macht angesichts der unbefriedigenden Pflegesituation richtig wütend.

Ich selbst habe erst vor etwa drei Jahren so richtig realisiert, was auf dem Pflegemarkt »abgeht«. Mir war zwar schon bei der Übernahme des »Haus Marie« klar geworden, dass mit schlechter Pflege mehr Geld verdient wird als mit guter Pflege. Dass die großen Träger aber so unvorstellbar hohe Gewinne machen, dass sie sogar an die Börse gehen oder im Portfolio großer Investmentfonds vertreten sind, das ist mir erst klar geworden, als ich mich intensiver mit den »Großen« hinter den Ketten beschäftigt habe.

Wer in die Pflege investiert, kann sich nicht nur sicher sein, dass sich die Rendite lohnt, nein, es ist auch eine risikolose Investition in einen Markt, der ständig wächst – schließlich werden immer mehr Menschen immer älter. Das Investieren in Pflegeheime ist das Geschäft schlechthin für Anleger in Deutschland. Es ist sicher und rentabel.

Sehen wir uns den Marktführer in der deutschen Pflegebranche doch einmal etwas genauer an. Es ist, Stand 2015, wir haben ihn oben bereits im Kontext von HgCapital kennengelernt, die Korian Gruppe mit 220 Heimen und etwa 25 000 Plätzen. Doch die Gruppe aus Frankreich betreibt nicht etwa nur Altenheime. Sie hat sich insgesamt knapp 600 Einrichtungen der Gesundheitsbranche einverleibt. Darunter sind stationäre Pflegeeinrichtungen, Einrichtungen für betreutes Wohnen, Kliniken und ambulante Pflegedienste. Die Korian Gruppe ist somit dem Ziel, eine Monopolstellung im Bereich Gesundheitseinrichtungen zu erlangen, schon sehr nahe gekommen. Marktführer Korian erwirtschaftete 2013 einen Umsatz von 2,2 Milliarden Euro.

Innerhalb der Korian Gruppe ist Curanum mit Sitz in München und einer Bettenzahl von mehr als 13 000 Plätzen der größte Betreiber von Pflegeheimen in Deutschland. Wer nun wissen will, wie hoch die Umsätze und Gewinne von Curanum sind und die Internetseite www.bundesanzeiger.de aufruft, wird kein Ergebnis bekommen. Er wird aber feststellen, dass Curanum für sämtliche übernommenen Unternehmen die Befreiungsvorschriften für die Veröffentlichungen des Jahresabschlusses 2014 gemäß HGB in Anspruch genommen hat. Schätzungen zufolge liegt der Umsatzerlös für das Jahr 2014 angeblich bei 300,4 Millionen Euro und somit sieben Millionen höher als im Jahr 2013. Das Ergebnis, nach Abzug aller Kosten, aber vor Steuer, Zinsen und Abschreibungen, soll bei 37,6 Millionen Euro liegen. Die Zahlen sind im Internet abrufbar und basieren auf dem Geschäftsbericht von Curanum. Woher all das Geld? Wir wissen es schon. Das Geschäftsmodel »Outsourcing« betreibt natürlich auch Curanum. Verschiedene hauswirtschaftliche Tätigkeiten werden zur Gewinnsteigerung an Tochterunternehmen vergeben. Das geht natürlich zu Lasten der Qualität. Curanum-Heime sind immer wieder in den Schlagzeilen vertreten. Mal geht es um einen Pflegeskandal, dann wieder um die schlechte Personalsituation oder die Bezahlung. Gemäß einem Bericht der *Süddeutschen Zeitung* vom Dezember 2011 wurden im Curanum-Seniorenpflegezentrum Münchhausen-Karlsfeld laut Prüfern des MDK Bewohner, denen es nicht schmeckte, zum Essen gedrängt. Einige Bewohner durften das Bett nicht verlassen und wurden nicht richtig betreut. In einem Pflegeheim in Germering kam es zu einem Aufnahmestopp. Einer der Gründe war die ständige personelle Unterbesetzung. Mitarbeiter warfen Curanum und dem Management gravierende Pflegemissstände vor. In einem Schreiben an die Staatsanwaltschaft sprachen Mitarbeiter auch von Unregelmäßigkeiten bei der Abrechnung mit den Krankenkassen. So soll es Personalkürzungen durch längere Arbeitszeiten gegeben haben. Durch die Auslagerung der Wäscherei sei es beispielsweise auch zu Engpässen bei Waschlappen und Handtüchern gekommen.

Wie die Curanum AG in solchen Fällen mit Kritikern umgeht, zeigt ein Vorfall aus dem Jahr 2011 in der Seniorenresidenz in Herzogenaurach. Nachdem sich eine Angehörige vergeblich über unhaltbare Zustände beschwert hatte und die Beschwerde nicht zu einer Verbesserung geführt hat, wandte sie sich mit einem Schreiben an die örtliche Presse und schilderte dort die nicht mehr hinnehmbare Pflegesituation. Zu lesen auf »infranken.de« (30. Sept. 2011). Anstatt dafür zu sorgen, dass Beschwerden in diesem

Heim in Zukunft ernst genommen werden, bekam diese Frau ein Anwaltsschreiben von Curanum mit einer Unterlassungsverpflichtung und der Androhung einer Vertragsstrafe in Höhe von 2500 Euro. Ihr wurde somit gedroht, dass sie eine Strafe zahlen muss, wenn sie diese Missstände in der Öffentlichkeit weiter schildert. Als eine Mitarbeiterin die Zustände in dem Heim anonym der Presse gegenüber bestätigte, reagierte der damalige Heimleiter der Einrichtung äußerst verständnisvoll: »Begründete Kritik, unabhängig von welcher Seite, sehen wir als Chance, unsere Arbeit weiter zu verbessern.« Aber sicher! Was für ein Zynismus!

Nachdem Korian zuvor schon die Pflegeheimketten Curanum, Phönix, Evergreen, Helvetia und Sentivo geschluckt hatte, kam es im Januar 2016 auch noch zur Übernahme der Casa-Reha-Pflegeheime. Casa Reha war bis dahin für sich alleine schon der drittgrößte Anbieter in der deutschen Pflegelandschaft mit 70 Pflegeheimen und mehr als 10000 Betten. So war aus Finanzkreisen zu erfahren, dass der Jahresumsatz von Casa Reha bei 270 Millionen lag und der operative Gewinn bei 30 Millionen. Casa Reha hatte bis zur Übernahme durch Korian dem britischen Finanzinvestor HgCapital gehört. HgCapital kaufte Casa Reha 2007 vom damaligen Eigentümer Advent, ebenfalls ein Finanzinvestor. Von HgCapital wurde Casa Reha offenbar in den folgenden Jahren »gepushed«, um den Marktwert zu erhöhen. Das führte dazu, dass HgCapital, eigenen Angaben zufolge, beim Verkauf von Casa Reha, 77 Prozent mehr erlöst hat, als den tatsächlichen Wert mit dem Casa Reha in den Büchern stand. Wir reden hier von Summen im dreistelligen Millionenbereich. Casa Reha hat übrigens das Ziel, jährlich mindestens weitere fünf Pflegeheime zu eröffnen.

Mit welchen Methoden bei Casa Reha die Gewinne in die Höhe getrieben wurden, zeigen die vielen Skandale, von denen immer wieder in der Presse zu lesen ist. Im Grunde geht es um genau die Dinge, die wir bereits kennengelernt haben. Ehemalige Mitarbeiter und Manager von Casa Reha berichten in eidesstattlichen Erklärungen, dass das Unternehmen systematisch zu wenig Mitarbeiter beschäftige. Aussagen von Pflegekräfte wie etwa: »Auf meiner Station blieb so wenig Zeit, dass wir die Bewohner morgens alle komplett ausgezogen, mit dem Rollstuhl unter die Dusche geschoben und von Kopf bis Fuß kurz abgebraust haben«, machen mich immer wieder aufs Neue betroffen.

So titelte die *Süddeutsche Zeitung* am 19. Mai 2010 »Gequält und gedemütigt«. Die Mängel in einem Mainzer Pflegeheim der Casa-Reha-Gruppe waren so gravierend, dass die zuständige Heimaufsicht sogar den weiteren Betrieb untersagte. Die Rede war von Misshandlungen und »Marasmus«, einem schweren Grad der Unterernährung. Christian Chautard, Aufsichtsratsvorsitzender und CEO, versicherte dagegen bei der Übernahme von Casa Reha dem Unternehmen »hervorragende Qualitätsmerkmale, eine ausgedehnte deutschlandweite Abdeckung an Einrichtungen und ein außergewöhnliches Produktportfolio«. Laut Meldungen des Deutschlandfunkes vom 05.08.2013 kam es im selben Heim erneut zu ähnlichen Missständen. Die Staatsanwaltschaft ermittelte wieder, unter anderem wegen fahrlässiger Körperverletzung. Ein außergewöhnliches Portfolio – in der Tat.

Der zweitgrößte Pflegeheimbetreiber ist die Victor's Bau + Wert AG, besser bekannt unter dem Namen »Pro Seniore« mit 103 Heimen und über 12 500 Betten. Und bei der Victor's Bau + Wert AG wird tatsächlich an der Schaffung von Werten gearbeitet – leider nur in finanzieller Hinsicht. In der Victor's Unternehmensgruppe finden sich neben Altenheimen auch Geschäftsfelder wie Catering, Reinigung, Wäschedienst, Facility-Management, also Hausmeisterservice, Personalleasing und Einkauf von Waren und Dienstleistungen. Also all die Geschäftsfelder, mit denen die großen Betreiber offenbar Löhne drücken und Gewinne maximieren können.

Hinter Pro Seniore steht Herr Harmut Ostermann. Ostermann gründete im Jahr 1977 Pro Seniore und stieg so in den Pflegemarkt ein. Herr Ostermann hat entsprechende politische Kontakte. Sein politisches Engagement begann er bei den Jusos, er stand zeitweise an der Spitze des SPD-Ortsvereins Worms. Dann wechselte er in die FDP und war unter anderem Vorsitzender des Kreisverbandes Saarbrücken. Dubiose Parteispenden an die FDP, die CDU und die Grünen und sein Mitwirken an den Koalitionsverhandlungen 2009 haben ihm den Namen »Pate der Saar« eingebracht. Neben den Parteispenden lassen auch fünf Verfahren wegen Steuerhinterziehung, die natürlich nach Jahren der Ermittlungen durch die Staatsanwaltschaft eingestellt wurden, die Vermutung zu, dass Herr Ostermann nicht unbedingt zu den Menschen gehört, für die der Kampf für bessere und menschenwürdigere Pflege an erster Stelle steht.

Auf alle Fälle hat sich Herr Ostermann rund um sein

Pflegeimperium Pro Seniore ein politisches Netzwerk aufgebaut. So war der frühere Fraktionsvorsitzende der CSU im Saarland und jetzige Landtagspräsident, Herr Klaus Meiser, jahrelang im Projektmanagement von Pro Seniore aktiv. Auch der ehemalige Oberbürgermeister von Saarbrücken, Herr Hajo Hoffmann von der SPD, ist für Pro Seniore tätig. Auch dem Partei- und Fraktionsvorsitzenden der Grünen im saarländischen Landtag, Herrn Hubert Ulrich, besorgte Herr Ostermann einen Job bei der Softwarefirma Think & Solve, an der er beteiligt ist.

Über die Gewinne der Pflegeheimkette liegen keine detaillierten Zahlen vor. Pro Seniore ist inhabergeführt und somit nicht verpflichtet, die Wirtschaftsdaten offenzulegen. Der Umsatz soll jedoch bei etwa 500 Millionen liegen.

Wie die Pflegephilosophie in Heimen von Pro Seniore aussieht, zeigt das Beispiel des Ulmer Pflegeheims »Senioren-Residenz Friedrichsau«. Diesem hat die AOK sogar den Pflegevertrag gekündigt. Über Jahre hinweg gab es dort gravierende Mängel in der Pflege, dass sogar ausführlich in verschiedenen Medien darüber berichtet wurde. Diese reichten von zu wenig Fachpersonal, fehlerhafte Dokumentation, also die Aufzeichnung der am Bewohner ausgeführten Pflegeleistungen, bis hin zu schlechter Pflege der Bewohner. Berühmtheit erlangte jüngst ein Rentner aus dem Seniorenheim Noris in Nürnberg, welches der Pro-Seniore-Gruppe angehört. Dieser fotografierte über einen längeren Zeitraum das Essen im Heim. Die Medien titelten »Billig-Fraß« oder »Ekelessen«. Wer sich die Bilder ansieht, weiß auch warum.

Wer aber nun denkt, diese schwarzen Schafe gäbe es nur unter den privaten und börsennotierten Betreibern, der unterliegt einem großen Irrtum. Auch bei den christlichen Trägern und bei den Wohlfahrtsunternehmen gehen meist die finanziellen Interessen vor. Menschenwürdige Pflege bleibt dabei auf der Strecke. So berichten mir immer wieder engagierte und mutige Heimleiter, dass sie einen regelrechten Kampf gegen Finanzvorstände führen müssen, um die ihnen anvertrauten alten Menschen so gut wie nur möglich zu versorgen. Leider gibt es viel zu wenige solcher Heimleiter, aber es gibt sie und das macht Hoffnung.

An sechster Stelle des Ranking der größten Pflegeheimträger steht zum Beispiel die Johanniter Seniorenhäuser GmbH. Eine Ordensgemeinschaft, auf deren Homepage unter anderem zu lesen ist: »Die Grundlage der Existenz des Johanniterordens ist das Bekenntnis zu Jesus Christus.«

Was Jesus wohl zu den Machenschaften der Norddeutschen Diakoniedienste für Senioren gGmbH sagen würde? Es handelt sich hierbei um ein Tochterunternehmen der Johanniter Seniorenhäuser GmbH. Die Staatsanwaltschaft ermittelte gegen dieses Tochterunternehmen, weil es Pflegekräfte als Scheinselbstständige beschäftigt haben soll.

Solche und ähnliche Praktiken ziehen sich bei allen Wohlfahrtsverbänden durch wie ein roter Faden. Ob nun Johanniter, Caritas, Diakonie, Arbeiterwohlfahrt oder das Rote Kreuz – die Unterschiede sind hier nur minimal. Wenn sogar Ärzte gegenüber Medien von lebensbedrohlichen Situationen in einem Pflegeheim und anderen skandalösen Zuständen sprechen, dann denkt man wohl kaum an ein

Heim eines christlichen Trägers wie Caritas. Oder denken Sie bei Schlagzeilen wie: »Sozialbetrug – Staatsanwaltschaft ermittelt gegen Altenheime«, an die Johanniter oder das Diakonische Werk?

Dabei hat die Kreativität der Wohlfahrtsverbände bei der Erschließung neuer Geschäftsmodelle fast keine Grenzen. Sie haben die Mechanismen der Wirtschaft und der Finanzwelt bereits besser verinnerlicht und umgesetzt als so manches Wirtschaftsunternehmen.

Woran denken Sie zum Beispiel, wenn Sie auf den Parkplatz des Münchner Olympiastadions fahren? Bestimmt nicht an das Rote Kreuz. Doch genau dieses betreibt den Parkplatz und macht damit ordentlich Gewinn. Diese Geschäftspraxis ist an sich nicht verwerflich, wenn man davon ausgehen könnte, dass mit den Gewinnen dann mehr Personal in der Pflege eingesetzt würde. Das ist aber nicht der Fall. Nicht umsonst gibt es auch in den Heimen des Roten Kreuzes immer wieder Skandale. In einem Augsburger Heim wurde zum Beispiel nach wiederholten gravierenden Mängeln bei Hygiene, bei der Essenseingabe und beim Umgang mit den Bewohnern von der Heimaufsicht ein Aufnahmestopp verhängt. Ursache waren wie so oft überlastete Pfleger.

Auch Caritas, Diakonie und Arbeiterwohlfahrt (AWO) haben ein Firmengeflecht aufgebaut, das nicht mehr zu durchschauen ist. Es gibt nicht *die* Caritas, *die* Diakonie oder *die* AWO. Nein, es gibt in diesen Organisationen eine Vielzahl von Bezirksverbänden, die wiederum eine Vielzahl von Tochterunternehmen unterhalten. Die Praktiken von Caritas und Diakonie wurden sogar schon vom Magazin

Wirtschaftswoche vom 20. November 2012 als »das vermutlich am besten eingespielte Kartell Deutschlands« bezeichnet. Und dieses »Kartell« steht sogar noch unter staatlichem Schutz. So sind die Wohlfahrtsverbände nicht verpflichtet, ihre Zahlen und Gewinne offenzulegen. Die meisten Wohlfahrtsverbände sind nämlich gemeinnützige Unternehmen, die offiziell keine Gewinne machen dürfen und deshalb auch nicht steuerpflichtig sind. Gewinne müssen refinanziert werden. Dazu beauftragen die Wohlfahrtsverbände Topmanager internationaler Unternehmensberatungen. Was tatsächlich mit den Gewinnen passiert, weiß letztlich keiner. Eine derartige Intransparenz gibt es sonst nirgends. Die Wohlfahrtsverbände hüten ihre Wirtschaftszahlen und Bilanzen wie einen Schatz und machen das größte Geheimnis daraus. Und sie wehren sich vehement dagegen, dass sich daran etwas ändert. Jede kleine GmbH muss ihre Bilanz im Internet veröffentlichen. Warum dann nicht auch die Wohlfahrtsverbände? Zumal sie auch noch mit Steuermitteln unterstützt werden. Denn viele Bereiche, wie zum Beispiel die von ihnen betriebenen Kindertagesstätten, werden bis zu 95 Prozent vom Staat finanziert.

Da stellt sich schon die Frage, warum die Offenlegung der Bilanzen so vehement verhindert wird. Sollen die Menschen, die ehrenamtlich für die Wohlfahrtsverbände arbeiten, nicht mitbekommen, dass sie durch ihren kostenlosen Arbeitseinsatz die Gewinne erhöhen? Arbeiten für »Gotteslohn« oder zumindest für wenig Lohn – die Prämisse der christlichen Träger – wäre dann vermutlich nicht mehr so leicht durchzusetzen. Dies gilt natürlich nicht für die obere

Führungsriege, sondern nur für »normale« Mitarbeiter in der Pflege, in den Kitas und in sonstigen kirchlichen Einrichtungen. Jeder Pfarrer dagegen hat bereits ein Eingangsgehalt in der Besoldungsstufe A 13, das ist im Beamtentum der höhere Dienst. Nur zum Vergleich: Ein Polizeibeamter auf der Straße erreicht vor der Pensionierung üblicherweise die Besoldungsgruppe A 9.

Oder aber werden Informationen über Gewinne zurückgehalten, weil die Angst besteht, dass möglicherweise Spenden ausbleiben? Für mich jedenfalls ist es nicht nachvollziehbar, warum christliche Organisationen, die doch ihrem Leitbild nach der Wahrheit verpflichtet sind, ein solch undurchsichtiges Spiel spielen.

Der Umsatz von Caritas und Diakonie wird übrigens zusammen auf über etwa 40 Milliarden Euro geschätzt. Bei diesen Dimensionen kann man verstehen, warum hier keine Transparenz gewünscht ist. Es wird gerne über die Wohltaten und caritativen Leistungen gesprochen. Über Zahlen zu sprechen ist hingegen ein Tabu.

Mir wurde einmal vor drei Jahren unter dem Siegel der Verschwiegenheit mitgeteilt, dass ein Bezirksverband der AWO bei einer Weihnachtsfeier einen Jahresgewinn von 3 Millionen Euro gefeiert haben soll. Sollte die Information stimmen, dass ein so kleiner Verband bereits so viel Gewinn macht, wovon ich ausgehe, dann lässt das erahnen, wie viel Gewinne die gesamten AWO-Verbände mit ihren Tochterunternehmen und Franchisenehmern machen.

Darüber hinaus haben kirchliche Träger ein gesondertes Arbeitsrecht, das die Rechte der Arbeitnehmer gegenüber dem normalen Arbeitsrecht deutlich schmälert. Dieses Sonderrecht stützt sich immer noch auf die Weimarer Reichsverfassung, in der es eine Garantie des kirchlichen Selbstbestimmungsrechtes gab. Warum im 21. Jahrhundert der Kirche hier immer noch Sonderrechte im Umgang mit Arbeitnehmern eingeräumt werden, ist für mich persönlich nicht nachvollziehbar.

Dazu kommt, dass Wohlfahrtsverbände als gemeinnützige Unternehmen, eben wegen ihrer angeblichen Gemeinnützigkeit, sogar noch einen steuerlichen Sonderstatus genießen. Dabei sind ihre Praktiken inzwischen alles andere als gemeinnützig. Dass sich daran nichts ändert, liegt vor allem am politischen Einfluss der Wohlfahrtsverbände. Und der geht in erster Linie darauf zurück, dass etwa ein Drittel aller Bundestagsabgeordneten in einer (meist sogar leitenden) Funktion bei Caritas und Diakonie sitzen. Teilweise haben sie erst durch diese Mitarbeit den Sprung in den Bundestag geschafft. Da erstaunt es nicht, dass seitens der Politik dann auch großzügig über die fragwürdigen Praktiken der Wohlfahrtsverbände hinweggeschaut wird.

Aber nicht nur die Pflegeheimbetreiber haben die vielseitigen Möglichkeiten, Gewinne zu machen, für sich entdeckt. Inzwischen werden von Finanzberatern, gegen Provision, Pflegeimmobilien als eine der besten Kapitalanlagen offeriert und vermittelt. In Zeiten, in denen die Banken nur noch unter 1 Prozent auf Sparguthaben bezahlen, gibt es kaum eine lukrativere und vor allem sicherere Kapitalanlage, als in Pflegeimmobilien zu investieren. Renditen von über 5 Prozent für das eingesetzte Kapital sind dabei nichts Besonderes. Es wird damit geworben, dass die Immobilien förderungswürdig nach dem Sozialgesetzbuch XI sind und somit von der Allgemeinheit mitfinanziert werden. Wo bekommen Sie heute für eine Spareinlage ab 50 000 Euro eine garantierte Verzinsung von mehr als 5 Prozent? Die Miet- bzw. Pachtzahlung wird sogar auf 20 Jahre hinweg garantiert. Wenn dann noch ein entsprechender Träger, wie etwa ein kommunaler Träger, dahintersteht, der nicht insolvent gehen kann, ist das ein so lukratives und risikoarmes Angebot, bei dem man sofort zugreifen muss.

Doch wer bezahlt dem Anleger diese Rendite? Genau, die pflegebedürftigen Menschen in Form der Heimkosten. Aber auch die Pflegekräfte, an deren Entlohnung gespart wird. Da bleibt dann nur zu hoffen, dass die Belegung in dem Heim gut ist. Denn von den monatlichen Zahlungen, die an das Heim fließen, gehen erst einmal die garantierten Mietzahlungen weg. Die Mietzahlungen des Betreibers sind immer gleich hoch, egal wie hoch die Einnahmen sind. Wenn ein Heim schlecht belegt ist, sind die Einnahmen niedriger und somit auch der finanzielle Rahmen für die eigentliche Pflege. Deshalb bleibt meist zu wenig für die Bewohner übrig. Denn natürlich gehen auch noch die Gewinne der Träger weg.

Wenn nebenbei so viele gierige Mäuler zu stopfen sind, scheint also durchaus etwas dran zu sein an der Aussage, dass in der Pflege zu wenig Geld für Personal und Pflegeleistungen vorhanden ist …

Übrigens ein Hinweis ganz am Rande: Aufgrund der finanziellen Gewinnmöglichkeiten in der Pflegebranche muss man inzwischen auch vorsichtig sein, von wem man sich beraten lässt. Gerade bei der Suche nach einem geeigneten Heim sind Angehörige oft überfordert und suchen schnell mal im Internet nach Rat. Auch ich habe bei meinen Recherchen im Internet nach entsprechenden Seiten gesucht. Dabei kam ich schnell auf die Seite von »pflege.de«. Die Vorsitzende des »pflege.de«-Beirats ist eine Frau Marie-Luise Müller. Laut ihrer Aussage ist »pflege.de« eine vorbildliche Anlaufstelle für Pflegebedürftige und ihre Angehörigen. Wer nun nach lukrativen Kapitalanlagen, wie etwa Pflegeimmobilien sucht, stößt überraschenderweise auf die gleiche Organisation. »pflege.de« verdient offensichtlich auch mit dem Vertrieb von Pflegeheimen gutes Geld und somit auch auf Kosten der pflegebedürftigen Menschen, die von ihnen beraten werden. Es stellt sich daher die Frage nach der Neutralität der Beratung durch »pflege.de«.

Frau Marie-Luise Müller selbst war Präsidentin des Deutschen Pflegerates und ist seit 2010 dessen Ehrenpräsidentin. Der Deutsche Pflegerat e.V. ist laut eigenen Angaben der Dachverband der bedeutendsten Pflegeverbände. Das Urteil des Deutschen Pflegerates hat deshalb entsprechend Gewicht in der Politik. Daneben ist Frau Müller unter anderem auch Geschäftsführerin der Deutschen PatientenHotel GmbH und Executive Partner bei CGIFOS, also im Management einer Firma, die als Beraterfirma im Gesundheitsmanagement agiert. Sie verdient ihr Geld demnach mit Pflege. Für mich stellt sich deshalb schon die Frage nach der Unabhängigkeit und Objektivität dieser Organisation. Außerdem frage ich mich angesichts eines solch offensichtlichen Geklüngels, wem man in der Pflegebranche überhaupt noch trauen kann.

Doch genug von den Großen im Hintergrund und zurück zu den Heimen selbst und denjenigen, die hier täglich an ihre Grenzen gehen – und so wider Willen zu Mittätern in einem kaputten System werden …

5

Die Pflegekräfte
Opfer und Mittäter

Als ich im Jahr 2000 von heute auf morgen das »Haus Marie« übernehmen musste, wurde ich mit einer mir bisher unbekannten Art des Denkens und Handelns konfrontiert. Die Pflegekräfte im Heim waren anders als alle anderen Menschen, die ich bisher kennengelernt hatte.

In meiner Zeit als Streifenpolizist und später bei der Kriminalpolizei, hatte ich mit Angehörigen aller sozialen Schichten und sämtlicher Berufsgruppen zu tun gehabt. Auch als ich mit Immobilien gehandelt und als Bauträger Ein- und Mehrfamilienhäuser gebaut hatte, waren mir ganz unterschiedliche Charaktere begegnet. Als ich nun das Heim übernahm, dachte ich, dass ich schon so ziemlich alle menschlichen Wesenszüge kennengelernt hätte. Das war ein Irrtum. Dass im Sozialbereich Menschen arbeiten, die irgendwie anders ticken und denken, musste ich erst einmal realisieren und begreifen.

Die meisten von ihnen sind Menschen mit einer besonderen Einstellung zum Leben. Soziales Denken und Hilfsbereitschaft bis hin zur Selbstaufgabe sind Wesenszüge, die man hier häufiger antrifft als in anderen Berufen. Demütig erledigen sie ihre Arbeit bis zur Belastungsgrenze und auch darüber hinaus. Sie lassen sich ausnützen, weil der Wunsch und der Drang, den Menschen zu helfen, oft dazu führt, dass eine kritische Hinterfragung ihrer Situation und der eigentlichen Motivation ihrer Arbeitgeber dabei verloren geht – oder noch nie vorhanden war.

So erreichte mich vor einiger Zeit der Anruf einer Altenpflegerin aus einem Skandalheim, das aufgrund verschiedener Missstände sogar seitens der Heimaufsicht mit einem Aufnahmestopp belegt worden war. Sie war auf mich aufmerksam geworden, weil in der Presse über den Heimleiter, der die Dinge anders machte, berichtete worden war.

In diesem Heim fehlte es buchstäblich an allem. Vor allem aber an Personal. Viele Pflegekräfte hatten bereits kurz nach ihrer Einstellung wieder gekündigt, beziehungsweise waren an ihrem ersten Arbeitstag dort gar nicht erst aufgetaucht. Die Pflegekraft schilderte mir die miserablen Zustände und klagte, dass sie nicht mehr wisse, wie sie die alten, pflegebedürftigen Menschen versorgen solle. Ich fragte sie dann, warum sie nicht auch kündige. Ihre Antwort war: »Wenn ich auch noch kündige, dann ist doch überhaupt keine gute Pflegerin mehr da, die sich um die Bewohner kümmert. Ich kann doch die Bewohner nicht im Stich lassen.« Dabei sollte sie genau dies machen. Denn wenn sie und ihre restlichen Kolleginnen auch noch gekündigt hätten, dann hätte das Heim schließen müssen, und es gäbe ein schlechtes Heim weniger. Leider gibt es dieses Heim immer noch. Die Zustände haben sich kaum verbessert, nur die Moral und Einstellung der verbliebenen Pflegekräfte hat sich verändert. Leider nicht zum Positiven.

Diese Einstellung der Pflegekräfte zu ihrer Arbeit und ihrem Arbeitgeber musste ich selbst erst richtig begreifen.

Denn in keiner Branche habe ich eine solche fast schon masochistische Demut erlebt, wie in der Pflege. Es ist an der Tagesordnung, dass Pflegekräfte Überstunden, zum Teil im dreistelligen Bereich, vor sich herschieben. Pflegekräfte klagen zwar bei verschiedenen Gelegenheiten darüber. Dass sie sich einfach einmal weigern, mehr zu arbeiten, als überhaupt zumutbar ist, geschieht aber nicht.

Als mir vor vielen Jahren bei einem Vorstellungsgespräch eine Pflegekraft geschildert hat, dass sie ständig zwischen 100 und 200 Überstunden angesammelt hat und diese nie würde abbauen können, dachte ich noch an einen Einzelfall. Schließlich kam diese Pflegerin aus einem Heim, das in der hiesigen Pflegebranche als schlechtes Heim bekannt war. Im Laufe der letzten Jahre musste ich leider feststellen, dass diese Anhäufung von Überstunden nicht die Ausnahme, sondern vielmehr die Regel ist. Manche Pflegekräfte haben mir sogar geschildert, dass bei den Stundenabrechnungen am Monatsende ein Teil der Überstunden verschwunden waren. Auf Nachfrage bekamen die Pflegekräfte alle möglichen und unmöglichen Erklärungen. Nur selten haben sich die betreffenden Pflegekräfte dagegen gewehrt.

Ich konnte mir das bis dahin nicht vorstellen. Bei mir im »Haus Marie« gibt es zu bestimmten Zeiten auch Überstunden. Diese fallen vor allem in der Urlaubszeit oder bei einer Grippewelle an. Wenn bei uns eine Pflegekraft tatsächlich einmal auf 50 Überstunden kommt, dann ist das schon eine Ausnahme. Diese Überstunden werden dann aber durch vermehrten Freizeitausgleich wieder abgebaut.

Doch warum müssen Pflegekräfte in anderen Heimen immer mehr Überstunden leisten? Geschuldet ist dies der Tatsache, dass mit Personaleinsparungen die größten Gewinnmöglichkeiten zu erzielen sind. Vor allem wird in der Hauswirtschaft an Personal gespart, und Pflegekräfte müssen diese Arbeiten mit übernehmen (siehe dazu ausführlich Kapitel 3).

Doch mit der wachsenden Zahl an Überstunden nimmt ein Teufelskreis seinen Anfang. Wer sein Arbeitspensum erfüllt hat und seine volle Arbeitszeit abgeleistet hat, sollte danach eigentlich genügend Zeit bekommen, um sich zu regenerieren. So sieht es auch das Arbeitsrecht vor. In der Pflegebranche scheint dies aber nicht der Fall zu sein. Immer wieder wird das Pflegepersonal zum Teil schamlos ausgenutzt, um die Gewinne der Träger zu optimieren. Die Pflegekräfte können sich nicht mehr genügend von ihrer Arbeit erholen. Dies führt nicht nur dazu, dass die Arbeit darunter leidet, sondern schließlich auch dazu, dass sich der Krankenstand immer weiter erhöht. Während manche Pflegekräfte nur für einige Tage ausfallen, sind andere durch Burn-out dann manchmal auf Jahre hinaus nicht mehr arbeitsfähig. Laut verschiedenen Studien ist der Krankenstand im Pflegeberuf deutlich höher als in allen anderen Branchen. Auch das Risiko, an einem Burn-out zu erkranken, ist in der Pflege mit am höchsten. Ein Drittel aller Pflegekräfte gilt als Burn-out-gefährdet.

Die Arbeit der kranken Pflegekräfte muss dann von den noch verbliebenen Pflegern und Pflegerinnen übernommen werden. Diese werden dann aus ihrer Freizeit und an den Wochenenden, also zu Zeiten, an denen sie sich eigentlich erholen sollten, in den Dienst gerufen. Das führt dann zwangsläufig zu noch mehr Überstunden.

Pflegekräfte müssen teilweise zwölf Tage oder Nächte am Stück arbeiten und bekommen danach nicht einmal die nötige Zeit, um sich von ihrer anstrengenden Arbeit zu erholen. Als ich erstmals davon gehört habe, ging es mir wie bei den Überstunden. Ich dachte, diese Schilderung wäre nur ein Einzelfall. Nachdem ich jedoch durch die Medienberichte in ganz Deutschland, zumindest in der Pflegebranche, bekannt geworden war, bekam ich aus dem gesamten Bundesgebiet Anrufe von Pflegekräften. Seitdem weiß ich, dass auch diese Praxis kein Einzelfall ist. Immer wieder schildern mir Pflegekräfte, bei einem persönlichen Gespräch oder am Telefon, dass sie zehn bis zwölf Tage durcharbeiten müssen und dann kaum Zeit zur Erholung haben, weil sie wieder »überraschend« angerufen werden. Groteskerweise müssen diese sowieso schon ausgebrannten Pflegekräfte dann genau in einer Zeit einspringen, in der sowieso schon zu wenig Personal im Dienst ist. Dadurch ist die Arbeitsbelastung in so einer Schicht noch höher als zu normalen Arbeitszeiten. Es fehlt ihnen somit nicht nur die Zeit, um sich zu erholen, die Pflege der alten Menschen muss auch noch unter erschwerten Bedingungen geleistet werden.

Die Folgen daraus sind, dass die Pflegekräfte sich nicht nur nicht ausreichend regenerieren können, sondern wegen personeller Unterbesetzung auch noch unter Zeitdruck arbeiten müssen. Die Leidtragenden sind dann am Ende nicht nur die Pflegekräfte selbst, sondern in erster Linie die alten und pflegebedürftigen Menschen, die im Akkord abgefertigt werden müssen. Es gibt lediglich nur ein Mindestmaß an Pflege, das mehr oder weniger eine Katzenwäsche mit anschließender Abfütterung beinhaltet. So haben mir Pflegekräfte geschildert, dass sie Bewohnern morgens nur noch das Gesicht oberflächlich waschen, weil sie diese sonst nicht rechtzeitig zum Frühstück in den Essensraum bringen können. Bei Bewohnern, die nicht mehr selbstständig essen können, erfolgt dann eine Massenabfütterung. Pflegekräfte haben mir berichtet, dass sie teilweise drei Bewohnern gleichzeitig das Essen eingeben, weil der Zeitdruck und der Personalmangel eine individuelle Betreuung nicht möglich machen. An eine aktivierende Pflegemaßnahme, beispielsweise ein Anleiten des Bewohners mit dem Ziel, dass dieser wieder selbstständig isst, ist überhaupt nicht zu denken. Dazu braucht man Zeit und genau diese haben die Pflegekräfte nicht. Im Gegenteil, sie hetzen nur von Bewohner zu Bewohner und versuchen, das Mindestmaß an Pflege, das dann noch geleistet werden kann, einigermaßen hinzubringen und ihre Schicht ohne größere Zwischenfälle zu überstehen. Dann kommt irgendwann der Zeitpunkt, an dem sie kapitulieren, ihre Liebe zum Beruf verlieren und all das, was sie über gute Pflege gelernt haben, vergessen.

In dieser Maschinerie zählt der Mensch nicht mehr – weder der Pfleger oder die Pflegerin noch der Pflegebedürftige. Die alten, pflegebedürftigen Menschen sind nur noch eine Ware und ein Posten in der Bilanz. Und in der Bilanz soll schließlich ein dickes Plus am Ende stehen.

Das Arbeitszeitgesetz wird dabei oftmals grob missachtet, aber das schert niemanden. Dazu kommt auch noch, dass christliche Träger in Deutschland seit jeher einen Sonderstatus haben und sich ihr eigenes Arbeitsrecht ausgestalten können, wie es arbeitnehmerfeindlicher nicht sein könnte. Von Sondervorschriften für Geschiedene bis hin zu Beschneidungen beim Kündigungsschutz – christliches Denken bleibt dabei leider meist außen vor. Es stellt sich nun die Frage, wie so etwas möglich ist? Wieso kann in der Pflege das Arbeitsrecht so mit Füßen getreten werden? Schließlich werden die Heime doch jährlich von der staatlichen Heimaufsicht und dem Medizinischen Dienst der Krankenversicherungen (MDK) geprüft. Bei den Prüfungen durch die Heimaufsicht und den MDK wird aber lediglich kontrolliert, ob auf dem Papier genügend Pflegepersonal in den Heimen einen Arbeitsvertrag hat und ständig *eine* Fachkraft für das gesamte Heim anwesend ist. Mehr ist gesetzlich auch nicht verlangt (siehe dazu auch Kapitel 6).

Auf diese Art und Weise ist es auch möglich, dass es Heime gibt, in denen bei Nacht nur eine Pflegekraft für bis zu 80 Bewohner auf verschiedenen Stationen zuständig ist. Man braucht kein Pflegefachmann sein, um zu wissen, dass bei einer solchen Besetzung nachts eine ansatzweise menschliche Versorgung der pflegebedürftigen alten, zum Teil multimorbiden Menschen – also Menschen mit mehreren verschiedenen Krankheitsbildern – nicht im Geringsten gewährleistet werden kann. Hinzu kommt noch, dass bei manchen gerontopsychiatrisch veränderten Menschen der Tag-Nacht-Rhythmus verdreht ist und diese Bewohner nachts aktiv sind. Es wäre nötig, sich um solche Bewohner zu kümmern und diese in irgendeiner Form zu beschäftigen. Dazu fehlt aber die Zeit. Damit solche Menschen nicht stören, gibt es dann ja auch entsprechende Mittel – Schlaftabletten und Psychopharmaka. Nur ein Aspekt des fast überall üblichen missbräuchlichen Einsatzes von Medikamenten, der in der Pflegebranche um sich greift. So werden zum Beispiel Bewohner mittels Psychopharmaka ruhiggestellt, damit sie den Pflegealltag nicht weiter stören. Anstatt diese Bewohner in irgendeiner Form zu beschäftigen oder mit ihnen spazieren zu gehen, gibt man ihnen lieber ein Pillchen. Schon hat man Ruhe. Wird der Bewohner dadurch sturzgefährdet oder sediert und schließlich ganz immobil, bekommt das Heim, ich habe es bereits erwähnt, zur Belohnung noch eine »bessere« Pflegestufe. Einen Bewohner ohne Notwendigkeit mittels Medikamenten ruhigzustellen, ist eine freiheitsentziehende Maßnahme (FEM) und somit meines Erachtens eine Straftat. Und Ärzte, die so etwas mitmachen und diese Medikamente so locker verschreiben, machen sich mitschuldig an dieser Freiheitsberaubung. Dabei kann der Einsatz von Psychopharmaka in bestimmten Fällen durchaus auch notwendig und nützlich sein, zum Beispiel wenn ein Bewohner wegen seiner Demenz aggressiv ist und die Mitbewohner schlägt oder wenn er depressiv ist. Dann gilt aber der Grundsatz: So viel wie nötig und so wenig wie möglich.

Doch zurück zur Arbeit der Pflegekräfte. Auch für die eigentlichen »Standards« ist bei einer derartigen nächtlichen Besetzung keine Zeit. Es genügt ein einfacher Taschenrechner um festzustellen, dass eine Pflegekraft in einer 10-Stunden-Schicht bei 80 Bewohnern gerade mal 7,5 Minuten Zeit für den einzelnen hat. Zieht man davon noch die Pausen ab und die Zeit, die für Papierkram und die Wege zwischen den Stationen benötigt wird, bleibt für die Pflege am Menschen nicht mehr viel Zeit übrig. Vielleicht achten

Sie beim nächsten nächtlichen Toilettengang einmal darauf, wie lange Sie brauchen, bis Sie wieder zugedeckt unter der Bettdecke liegen. Bei den pflegebedürftigen, alten Menschen dauert der Toilettengang noch länger. Auch das Wechseln einer Windel oder Einlage braucht seine Zeit.

Spätestens hier erschließt sich der Sinn einer Drei-Liter-Windel. Diese ist so aufnahmefähig, dass sie nur zweimal innerhalb 24 Stunden gewechselt werden muss. Sicher ist es sinnvoll, dass eine Pflegekraft einen Bewohner bei einem Kontrolldurchgang trotz voller Windel nicht weckt, wenn dieser tief und fest schläft. Dazu bedarf es aber keiner Drei-Liter-Windel. So viel scheidet kein normaler Mensch über einen ganzen Tag aus. Bei den meisten alten Menschen ist es schon schwierig, sie dazu zu bewegen, gerade einmal zwei Liter Flüssigkeit am Tag zu sich zu nehmen. Die Drei-Liter-Windel dient damit nur einem Zweck, nämlich der Arbeitserleichterung. Sie erspart Toilettengänge mit dem Pflegepersonal. Toilettentraining ist aufgrund der geringen Personaldecke in den meisten Heimen schlicht nicht möglich. Toilettentraining bedeutet, dass der Bewohner turnusmäßig auf die Toilette gebracht wird und somit wieder lernt, diese zu benutzen. Wenn diese Fähigkeit abhandengekommen ist, kann einem Bewohner auf dieser Art und Weise erspart werden, eine Windel zu tragen. Ihm wird so die Möglichkeit gegeben, seine Würde länger zu bewahren. Dieses Vorgehen ist Teil der bereits beschriebenen »aktivierenden Pflege«, dem Thema, das sich angeblich engagierte Pflegeheime groß auf die Fahnen pinseln. Zumindest wird diese Art der vorbildlichen Pflege meist in den aufwendig gestalteten Prospekten vollmundig angepriesen. Der Pflegealltag sieht leider anders aus.

Und dies ist nun die Stelle, an der auch viele Pflegekräfte meines Erachtens in die Kritik geraten. Sie machen bei dieser menschenverachtenden Pflege mit. Anstatt sich dieser Art der Pflege zu verweigern und diese Missstände bei den Vorgesetzten oder gar bei der Heimaufsicht anzuprangern, kann man in den Dokumentationen lesen, dass die Bewohner in den Nächten bestens versorgt worden sind.

In den Versorgungsverträgen mit den Kassen gibt es bestimmte Vorgaben, wie und welche Pflege bei den pflegebedürftigen Bewohnern durchgeführt werden muss. Dass diese vertraglich festgelegten Pflichten auch erfüllt werden, wird durch den MDK und die Heimaufsicht geprüft. Leider wird aber nicht umfassend geprüft, was in der realen Pflege geschieht, sondern nur in die bei den Prüfungen vorgelegten Dokumentationen geschaut. In diesen Dokumentationen sind natürlich alle vorgeschriebenen pflegerischen Leistungen angekreuzt und niedergeschrieben. Auf dem Papier wurden allen Bewohner vorschriftsmäßig versorgt und gepflegt. Und wenn bei den geprüften Bewohnern keine augenscheinlich gravierenden körperlichen Mängel sichtbar sind, dann wird davon ausgegangen, dass alles, was in der Doku steht, auch stimmt. Also wieder einmal alles bestens (mehr dazu in Kapitel 6).

Dabei müssten die Prüfer, wenn sie Heime schon nicht bei Nacht prüfen wollen oder dürfen, nur einmal die dokumentierten Leistungen zusammenzählen und dann mit den Zeiten, die die einzelnen Pflegeleistungen in Anspruch nehmen, multiplizieren. Dann würden sie feststellen, dass so manche Nachtschicht einer einzelnen Pflegekraft 24 Stunden dauern müsste. Das wiederum hätte zur Folge, dass Pflegekräfte, die sich für so etwas hergeben und die Dokumentation fälschen, meiner Meinung nach wegen Urkundenfälschung und Betrug angezeigt werden müssten.

Doch das ist nicht alles. Was hier praktiziert wird, ist mehr als das, nämlich schlichtweg »gefährliche Pflege«. Es wird überhaupt nicht darüber nachgedacht, was passiert, wenn ein Notfall eintritt. Dann ist die Pflegekraft nämlich für lange Zeit bei diesem Notfall gebunden. Was wird dann aus den anderen 79 Bewohnern? Die überlässt man ihrem Schicksal, in der Hoffnung, dass nichts Schlimmeres passiert. Aber was ist, wenn in dieser Nacht ein zweiter Notfall eintritt? Die Heimbewohner sind zum größten Teil multimorbid. Zwei Notfälle in einer Nacht sind deshalb nichts Unwahrscheinliches. Als Zyniker könnte man jetzt sagen: »Der Zweite stirbt dann eben.« Irgendwann wäre dieser Bewohner ja sowieso gestorben, so bleibt ihm weiteres Leid in einem solchen Heim erspart. Es könnte aber auch passieren, dass die Pflegekraft selbst aus irgendwelchen Gründen einen Notfall erleidet. Was dann? Ganz egal, Hauptsache, der Gewinn stimmt.

Erneut stellt sich für mich die Frage, warum sich Pflegekräfte für so was hergeben. Warum treten diese Pflegekräfte, und solche gibt es leider zuhauf, ihr Berufsethos so mit Füßen? Warum jammern die Pflegekräfte über Arbeitsbelastung und Missstände, obwohl sie selbst dafür verantwortlich sind, dass es in manchen Heimen solch skandalöse Zustände gibt? Indem sie diese Pflege mitmachen und ihren Arbeitgeber sogar nach außen noch decken und in ein gutes Licht stellen, sind sie mitverantwortlich, dass die Pflege schlecht ist und bleibt. Dadurch müssen sie weiterhin unter untragbaren Bedingungen arbeiten.

Der Hauptgrund, weshalb die Pflegekräfte sich diesem System beugen, ist Angst. Manchmal habe ich das Gefühl, dass nur noch bei der Mafia die Angst größer ist, Verbrechen anzuprangern und öffentlich zu machen. Immer wieder kontaktieren mich Pfleger und Pflegerinnen und klagen über Missstände in den Heimen, in denen sie arbeiten. Doch die wenigsten sind bereit, diese Missstände der Heimaufsicht, dem MDK oder gar der Staatsanwaltschaft mitzuteilen. Was mir anfänglich unbegreiflich war, ist, dass sie nicht nur Angst vor der Heimleitung haben. Angst vor der Leitung ist selbstverständlich auch vorhanden und teilweise noch nachvollziehbar. Aber viele Pflegekräfte haben Angst vor den eigenen Kollegen. So gab es ein Heim in der Nähe, in dem eine Pflegehilfskraft und eine Auszubildende Missstände bis hin zur körperlichen Gewalt öffentlich gemacht und angezeigt hatten. Der Skandal wurde nicht nur in der Presse breitgetreten, sondern es kam auch zur Anklage wegen Misshandlung von pflegebedürftigen Menschen. Die Auszubildende und die Pflegehilfskraft mussten nach Aufdeckung des Skandals das Heim verlassen, weil sie sich nicht mehr dort halten konnten. Sie wurden aber nicht von der neuen Heimleitung rausgemobbt, sondern von den eigenen Kollegen. Es ging sogar so weit, dass mich der Geschäftsführer des Wohlfahrtsverbandes, zu welchem das Heim gehört, anrief. Bei dem Telefonat äußerte er die Frage, ob ich eine der besagten Mitarbeiterinnen nicht in meinem Heim einstellen könne. Er sah sich nämlich veranlasst, diese Mitarbeiterin vor den eigenen Kollegen und Kolleginnen zu schützen. Das Denken und Handeln dieser Pflegekräfte ist mir bis heute unbegreiflich. Sahen sie ihre Kolleginnen als Nestbeschmutzer? Fühlten sie sich selbst angegriffen? Äußerte sich ihr schlechtes Gewissen, nicht selbst gehandelt zu haben, in Aggression gegenüber den Kolleginnen, die mehr Mut gezeigt haben? Ich weiß es nicht.

Die Loyalität der Pflegekräfte zu den Heimen, auch zu den schlechten, ist für mich immer wieder ein Rätsel. Bei den verschiedensten Vorträgen und Podiumsdiskussionen erlebe ich immer wieder, wie vehement Pflegekräfte ihre Heime verteidigen. Vor allem dann, wenn es um schlechte Pflege geht. Es stehen jedes Mal Pflegekräfte auf, melden sich zu Wort und widersprechen empört, dass es in ihren Heimen so was nicht gebe. Dort sei in der Pflege alles bestens. Es sind dann oft die gleichen Pflegekräfte, die sich über zu wenig Personal und Geld in der Pflege aufregen. Wenn ich diese Personen dann frage, wie es möglich ist, dass in ihren Heimen alles so gut läuft, wenn auch bei ihnen zu wenig Personal und Geld vorhanden ist, erlebe ich meist beleidigtes Schweigen.

Aber genau in diesem Denken vieler Pflegekräfte liegt das Problem. Sie meinen, dass die Kritik an der Pflege auf sie abzielt und glauben offenbar, dass sie ihre Arbeit verteidigen müssen, indem sie ihr Heim verteidigen. In den Köpfen der Pflegekräfte muss sich ein anderes Denken manifestieren. Sie müssen begreifen, dass die schlechte Situation in der Pflege nicht an ihnen liegt, sondern am System. Und sie müssen endlich verstehen, dass sie es sind, die dieses menschenverachtende System am Leben erhalten und somit auch die schlechten Arbeitsbedingungen, unter denen sie leiden.

Ein weiterer Fall ging im November 2015 durch die Presse. In einem Seniorenheim der Casa-Reha-Gruppe in Berlin wusste sich eine total überlastete Pflegehelferin in ihrer Not nicht mehr anders zu helfen, als die Feuerwehr um Hilfe zu rufen. Sie war an einem Sonntagvormittag alleine auf einer Station mit 21 Bewohnern eingesetzt. Es handelte sich um Menschen, die medizinisch betreut werden mussten. Diese medizinische Betreuung sollte in diesem Heim nicht von einer Fachkraft, sondern von einer Pflegehelferin, der die nötige fachliche Ausbildung für medizinische Betreuung fehlte, geleistet werden. Aber auch eine Fachkraft wäre überlastet, wenn sie sich alleine um 21 Bewohner kümmern müsste. Die Pflegehelferin war schließlich so überfordert, dass sie nur noch einen Ausweg sah: den Notruf bei der Feuerwehr. Die Heimleitung war nämlich nicht erreichbar, und andere Pflegekräfte in besagtem Heim wollten ihre eigene Station nicht verlassen. Hier bleibt zu vermuten, dass diese selbst mit ihren Aufgaben überlastet waren.

Beim Eintreffen der Feuerwehr und eines Notarztes waren einige Bewohner bereits seit Stunden ohne nötige Versorgung. Unter den Bewohnern waren sogar Menschen mit Diabetes, welchen man Insulin hätte verabreichen müssen. Bei vier Bewohnern war eine medikamentöse Behandlung notwendig.

Alles nicht so schlimm. Zumindest sah das der Heimleiter so. Seinen Aussagen zufolge bestand zu keinem Zeitpunkt eine Gefahr für die Bewohner. Zu der Situation sei es nur gekommen, weil sich kurzfristig zwei Pflegekräfte krankgemeldet hätten. Dass keine anderen Kollegen zu Hilfe gekommen seien, sei ein Kommunikations- und Einstellungsproblem gewesen.

Eine solche Situation verstößt gegen bestehende Vorschriften. Eine Pflegehilfskraft darf alleine keine Medikamente austeilen. Pflegebedürftige Menschen mit Diabetes unversorgt zu lassen, stellt in meinen Augen zumindest den Straftatbestand der fahrlässigen Körperverletzung, wenn nicht sogar der vorsätzlichen Körperverletzung dar.

Wir im »Haus Marie« haben, wie in Kapitel 3 beschrieben, für 33 Bewohner bei Nacht immer zwei Pflegekräfte im Dienst. Dieser Nachtwachenschlüssel ist vermutlich deutschlandweit einmalig. Damit folge ich meiner Maxime, dass eine Pflegekraft alleine immer »gefährliche Pflege« darstellt. Das bedeutet aber, dass ich auf Gewinn verzichte.

Ein Heimleiter wie der des Casa-Reha-Heims in Berlin disqualifiziert sich mit seiner Einstellung meiner Ansicht nach charakterlich für den Pflegeberuf und generell für eine Position als Führungskraft. Solche Menschen gehören nicht in die Pflege. Wer derart mit alten, hilflosen Menschen umgeht, sollte ein Berufsverbot bekommen. Und trotz alledem sind solche Zustände nur möglich, weil der Staat ein derartiges Handeln nicht entsprechend sanktioniert, aber eben auch, weil sich Pflegekräfte dafür hergeben.

Eine Pflegekraft, die sich nicht weigert, bei Nacht alleine für 80 Bewohner die Verantwortung zu übernehmen, ist sowohl Opfer als auch Mittäter. Sie ist Opfer, weil sie von der Heimleitung mit einer nicht zu bewältigenden Aufgabe betraut wird und sich dabei sowohl psychisch als auch physisch kaputtmacht. Die meisten Pflegekräfte versuchen nämlich, auch diese nicht leistbare Pflege so gut wie möglich zu machen, und gehen dabei über kurz oder lang zugrunde. Mittäter sind sie deshalb, weil sie dieses System durch ihre Mitarbeit unterstützen, weil sie sich nicht weigern, diese gefährliche Pflege zu leisten – und vor allem, weil sie die Dokumentationen so manipulieren, dass zumindest auf dem Papier eine gute Vollversorgung der Bewohner sichergestellt wird.

Eigentlich müssten sich die Pflegekräfte konsequent weigern, solche Dienste zu übernehmen. Pflegekräfte müssten bei derartigen Zuständen der Heimleitung und der Heimaufsicht eine schriftliche Überlastungsanzeige zukommen lassen. Eine Überlastungsanzeige bedeutet, dass die Pflegekraft darüber informiert, dass sie die erforderlichen Leistungen wegen Überlastung nicht erbringen kann. Mit der Überlastungsanzeige teilt die Pflegekraft der Heimleitung mit, dass zum Beispiel die personelle Besetzung eine ordentliche Pflege unmöglich macht. Die Heimleitung wäre dann, zumindest theoretisch, verpflichtet, diesen Mangel abzustellen. Sollte es dann zu einer strafrechtlich relevanten Situation kommen, dann könnte sich die Heimleitung nicht mehr mit Nichtwissen herausreden.

Pflegekräfte sollten darüber hinaus nur noch das dokumentieren, was sie zu leisten imstande sind und was sie tatsächlich auch geleistet haben. Denn eine Pflegekraft, die sich bereit erklärt, solche Dienste zu übernehmen, ist sich meist überhaupt nicht bewusst, welchen rechtlichen Risiken sie dabei ausgesetzt ist. Wenn nämlich aufgrund der personellen Unterbesetzung ein Bewohner stirbt, weil eine notfallbedingte Hilfe angesichts einer einzigen Pflegekraft für 60 und mehr Bewohner in der Nacht nicht möglich ist, dann stellt sich die Frage der Haftung. Dann muss sich die betroffene Pflegekraft vor Gericht den Vorwurf machen lassen, dass sie eigentlich hätte erkennen müssen, dass bei dieser Art von Nachtdienst eine solche Gefährdungslage vorauszusehen war. In diesem Fall ist es dann nämlich die Pflegekraft, die aus falsch verstandener Loyalität als kleinstes Rad in der Pflegeindustrie, die Verantwortung trägt.

Leider fehlt den Pflegekräften, die bereit wären, eine Überlastungsanzeige zu schreiben, der nötige Rückhalt. Hier kommt auch wieder die Angst ins Spiel, die ich vorher schon geschildert habe. Angst vor der Heimleitung, die mit Sicherheit nicht frohlocken wird, und auch die Angst vor den eigenen Kollegen, die keine Unruhe am Arbeitsplatz wollen.

Mutige Pflegekräfte haben mir geschildert, dass sie sich geweigert haben, Leistungen zu dokumentieren, die sie nicht erbracht haben. In diesen Fällen hat dann die zuständige Stationsleitung die Dokumentationen so überarbeitet, dass am Ende wieder alle Leistungen auf dem Papier erbracht waren. Genau in solchen Fällen wären Überlastungsanzeigen genau das Mittel, um etwas zum Positiven zu verändern. Pflegekräfte müssten sich solidarisieren und sich gemeinsam weigern, Leistungen zu dokumentieren, die sie nicht leisten konnten. Sie müssten gemeinsam jeden Tag Überlastungsanzeigen schreiben und diese nicht nur der Heimleitung zukommen lassen, sondern gesammelt auch der Heimaufsicht, dem MDK und dem Gesundheitsministerium.

Dann könnte im Nachhinein die Stations- oder Pflegedienstleitung die Dokumentationen nicht mehr »bereinigen«, weil der Mangel der Heimaufsicht bekannt wäre. Dann müssten die Prüforgane zur Kenntnis nehmen, dass die vertraglichen Leistungen nicht zu erbringen sind. Dann hätte das systematische Wegschauen der Entscheidungsträger ein Ende. Die Pflegekräfte wären nicht mehr Opfer und Täter, sondern echte Helden.

Dass jedoch häufig das Gegenteil der Fall ist und Pflegekräfte immer wieder zumindest zu moralischen Mittätern werden, beweist ein Skandal, der sich gerade, während ich hier sitze und dieses Buch schreibe, ereignet hat. In einer Seniorenresidenz im unterfränkischen Schloss Gleusdorf musste es erst zu einem Todesfall kommen, damit es zu einer entsprechenden Reaktion seitens der zuständigen Staatsanwaltschaft kam (mehr zum Versagen der Strafverfolgungsbehörden in Kapitel 8). Die *Main Post* berichtete am 24. November 2016, dass die Heimbewohner laut Aussagen von früheren Mitarbeitern regelrechte Misshandlungen erdulden mussten. Ehemalige Pflegerinnen erzählten, dass sie selbst Essen mit ins Heim brachten, da die Bewohner über Hunger geklagt hatten. Eine bereits im Ruhestand befindliche frühere Pflegedienstleiterin berichtet der *Main Post*: »Es war so entsetzlich, dass ich es dort nicht mehr aushielt.« Auf Befehl der Geschäftsführerin mussten Bewohner im Bett gedreht werden. Aber nicht um ein Wundliegen zu verhindern, sondern »dass die Siffe auf den letzten trockenen Fleck Windel fließt«. Das ist nur ein Ausschnitt der skandalösen Zustände. Und wieder frage ich mich: Warum hat das Pflegepersonal so etwas so lange mitgemacht? Eine Einstellung, die sich mir nicht erschließt. Wie weit ist das menschliche Gewissen bei manchen Pflegekräften schon verloren gegangen, dass sie solche Zustände nicht nur mit ansehen, sondern auch noch mitmachen?

Am meisten ärgern mich jetzt die Reaktionen der verantwortlichen Politiker. Anstatt sich, wie üblich bei Skandalen, öffentlich zu empören, sollen sie endlich ihrer Schutzpflicht gegenüber den hilflosen und pflegebedürftigen Menschen nachkommen (mehr dazu in Kapitel 9). Wäre die Politik auf der Seite der pflegebedürftigen Menschen und nicht auf jener der Träger, dann gäbe es einen gesetzlich vorgeschrieben Mindestpersonalschlüssel. Einen Personalschlüssel, der rund um die Uhr genügend Personal vorschreibt, einen, der auf die tatsächlichen Bedürfnisse der Pflegebedürftigen und die der Pflegenden abgestimmt ist.

Da aber die kommunalen Heime meist defizitär arbeiten und durch eine vernünftige Personalbesetzung bei Nacht noch mehr Kosten verursacht würden, wird großzügig darüber hinweggeschaut. Dass die Kassen diese Probleme dezent übersehen, ist auch klar. Lieber wird toleriert, dass vertraglich vereinbarte Leistungen aus Gewinnsucht in unverschämter Weise einfach nicht geleistet werden, als dass noch mehr Geld in die Pflege fließen müsste und die Kassen belasten würde. Dann wendet man doch lieber die Drei-Affen-Methode an: nichts hören, nichts sehen, nicht darüber reden! Und die paar wenigen Bewohner oder Angehörigen, die es wagen, sich gegen dieses mafiöse Pflegesystem aufzulehnen, die kann man getrost ignorieren und mit nichtssagenden Briefen abspeisen.

Auch hier sind die Pflegekräfte Mittäter. Wer sich die Mühe macht und im Internet die Homepages der verschiedenen Heime besucht oder sich Prospekte zusenden lässt, der wird feststellen, dass in fast jedem Heim nur zufriedene und höchst engagierte Pflegekräfte arbeiten. Pflegekräfte, auf die das Heim stolz ist, weil es eine Eins beim Pflege-TÜV bekommen hat. Und die Pflegekräfte sind ebenfalls stolz, weil ihr Heim so gut benotet wurde – wie es hinter den Kulissen aussieht, das dringt hier nicht nach außen. Dabei stellt sich dann natürlich die Frage, warum ein Politiker sich für bessere Pflege einsetzen soll, wenn doch fast alle Heime eine Bestnote haben. In Heimen, in denen alles zum Besten steht und die sich selbst beweihräuchern, muss doch nichts verändert werden. Eine gute Note unter Vorspiegelung falscher Tatsachen zu erarbeiten, ist kontraproduktiv. Eine fehlerfreie Pflege gibt es nicht, und deshalb hat kein Heim eine Eins verdient. Aber die Lobeshymnen, die die Träger und Heimleitungen auf ihr Personal singen, wenn es bei der Prüfung wieder eine gute Note gegeben hat, sind vielen Pflegekräften offenbar wichtiger, als für tatsächlich gute Pflege zu kämpfen.

Wenn sich dann doch einmal pflichtbewusste und engagierte Pflegekräfte zu einer Demonstration zusammenfinden, dann machen die Politiker das, was sie immer machen. Sie versprechen, sich der Probleme anzunehmen und loben dann das Pflegepersonal in höchsten Tönen. Und das funktioniert immer wieder. Was gibt es denn Schöneres, als von einem Politiker oder einem Vorgesetzten gelobt zu werden? Wenn die Entscheidungsträger immer wieder betonen, dass sie stolz auf die Altenpfleger und Altenpflegerinnen sind?

Stolz darauf, wie diese ihre Arbeit verrichten? Das ist doch Balsam für die Seelen der überarbeiteten Pflegekräfte. Das ist Ansporn, noch mehr Überstunden zu machen. Immer mehr Pflegebedürftige unter noch größeren Zeitdruck zu versorgen. Die wenigsten Pflegekräfte realisieren, dass sie auch von den Politikern eigentlich nur manipuliert, instrumentalisiert, auf gut Deutsch »verarscht« werden (mehr zu gut gemeinten Aktionen, die leider ins Leere laufen, siehe Kapitel 10).

Haben Sie schon einmal von einem Politiker eine kritische Stimme in Bezug auf Pflegekräfte gehört? Das werden Sie auch nicht. Denn zum einen sind die Pflegekräfte Wähler, deren Stimmen die Politiker brauchen. Und zum anderen wäre es seitens der Politik ein Eingeständnis des Versagens, was wiederum zur Folge hätte, dass die Damen und Herren Politiker am Pflegesystem etwas ändern müssten. Das aber können sie nicht, weil die Lobbyisten der großen Träger eine entsprechende Systemänderung in der Pflegebranche mit allen ihnen zur Verfügung stehende Mittel zu verhindern wissen (mehr dazu in Kapitel 9). Schließlich sind mit dem jetzigen System hohe Gewinne auf Kosten der pflegebedürftigen Menschen garantiert. Das soll auch so bleiben, und es kann nur so bleiben, wenn die Pflegekräfte so weitermachen wie bisher. Das tun die meisten von ihnen auch – nur die ganz Frustrierten verlassen irgendwann den Pflegeberuf. Die wenigsten allerdings haben den Mut aufzustehen und wirklich zu kämpfen – und werfen dann doch irgendwann resigniert das Handtuch. Wieder zwei helfende Hände weniger …

Die personelle Situation in der Pflege ist aber schon jetzt so angespannt, dass es für viele Heime schwer ist, gutes

Personal zu finden. Der befürchtete Fachkräftemangel ist kein Gespenst der Zukunft. Der Fachkräftemangel ist bereits Gegenwart. Es ist zum Teil heute schon schwierig bis unmöglich, gutes Fachpersonal zu finden. Das geht zwischenzeitlich so weit, dass immer mehr Heime von der Heimaufsicht mit einem Aufnahmestopp belegt werden, weil sie nicht genügend Fachpersonal vorhalten können.

Die skandalösen Rahmenbedingungen in der Pflege führen dazu, dass die Berufsflucht in der Altenpflege in Deutschland einen Höchststand erreicht hat, der sogar international seinesgleichen sucht. Altenpfleger, die ihren Beruf bis zum Rentenalter ausüben, sind inzwischen eine Ausnahme – und das liegt aber nicht nur daran, dass die Arbeit schwer und der Beruf körperlich so anstrengend ist. Nicht nur die Krankheitstage in der Pflege haben durch Überlastung ein immenses Ausmaß angenommen. Auch die Verweildauer im Beruf ist auf ein Rekordtief gesunken. Im Schnitt verlassen die Pflegekräfte bereits nach nicht einmal neun Jahren den Beruf. Leider sind das aber meist die Pflegekräfte, die sich engagiert haben und deren soziales Gewissen die profitgierigen Träger und Heimleitungen nicht mehr ertragen konnten. Also solche Menschen, die die Pflege dringend braucht. Die Folgen sind bereits spürbar. Es ist inzwischen so weit, dass vor allem in großen Städten zwischenzeitlich Kopfprämien für Pflegefachkräfte bezahlt werden. Nicht einmal die Zeitarbeitsfirmen haben Pflegefachkräfte im Angebot, und wenn doch, dann braucht man diese nicht einstellen. Denn wer als Pflegefachkraft in Ballungsgebieten arbeitslos ist oder keine Festanstellung hat, der hat entweder innerlich mit dem Beruf abgeschlossen oder keine Lust zu arbeiten.

Deshalb ist es dringend notwendig, dass mehr Auszubildende diesen Beruf erlernen. Doch wie gewinnt man angesichts des schlechten Image und der Skandalberichte in den Medien junge Menschen? Wie kann es gelingen, diesen Beruf für Schulabgänger wieder interessant zu machen? Indem man Rahmenbedingungen schafft, in denen die Auszubildenden als solche behandelt und nicht als billige Pflegekräfte missbraucht werden. Dass dies möglich ist, wird immer wieder von guten Heimen bewiesen. Heime, die ihren Auftrag, Nachwuchskräfte auszubilden, ernst nehmen. Es gibt Heime, in denen den Auszubildenden noch wirklich beigebracht wird, was gute Pflege bedeutet.

Es gibt aber leider Heime, in denen die Auszubildenden regelrecht ausgebeutet werden. Heime, die skandalös mit Pflegeschülern umgehen, sind leider keine Ausnahme. Was mir von Lehrern für Pflegeberufe teilweise geschildert wurde, ist kaum zu glauben. Die Schüler berichten von Zuständen, die als kriminell zu bezeichnen sind. So gibt es Heime, in denen Schüler im zweiten Ausbildungsjahr in Ermangelung einer Fachkraft bereits eigenverantwortlich eine Station führen müssen. Stellen Sie sich mal vor, ein Student mit nur theoretischem Wissen würde Sie operieren. Oder ein Lehrling, ohne die nötige fachliche Ausbildung, würde in Ihrem Haus die gesamte Elektroinstallation übernehmen. Manche Schüler müssen bereits von Anfang an als Pflegehelfer selbstständig Bewohner versorgen. Dabei sollten die Auszubildenden die ersten Wochen und Monate als zusätzliche Kraft mitlaufen und von den Pflegekräften angeleitet werden. Denn auch einfache Tätigkeiten, wie Hilfestellung beim Aufstehen, wollen gelernt sein. Dass ein Pflegeschüler, der bereits in der ersten Woche alleine zu den Bewohnern geschickt wird, um auf sich gestellt die Grundversorgung zu leisten, jegliche Freude am zukünftigen Beruf verliert, versteht sich wohl von selbst.

Pflegeschüler berichten aber von noch schlimmeren Zuständen. Manche müssen sieben Wochenenden hintereinander arbeiten. An Wochenenden, an denen sie eigentlich lernen sollten, weil sie die Woche über in der Schule waren. Es gibt Schüler, die haben bereits nach dem ersten Ausbildungsjahr über 100 Überstunden. Da bleibt keine Zeit mehr, sich mit Freunden zu treffen oder Sport zu treiben.

Und die Schulen? Auch die schauen dem Treiben zu. Obwohl meist bekannt ist, welche Heime die Auszubildenden in einer nicht zu verantwortenden Art und Weise ausnutzen, schweigen auch diese. Denn in der Pflege gibt es keine staatlichen Berufsschulen. Die Schulen leben von den Schülern und können es sich nicht leisten, diese zu verlieren, wenn sie sich gegen die Heime stellen.

Deshalb werden weiter Auszubildende dem Unterricht fernbleiben, weil sie den Pflegekräftemangel in den Heimen ausgleichen müssen. Deshalb werden weiter Auszubildende, die im zweiten Lehrjahr sind, neue Schüler anleiten. Deshalb werden weiter Schüler für Pflege eingesetzt, die sie nach ihrem Ausbildungsstand noch gar nicht machen dürften.

Dazu kommt auch noch, dass es immer noch Bundesländer gibt, die das Schulgeld für die Pflegeausbildung noch nicht abgeschafft haben. Da der Pflegeberuf nicht in staatlichen Schulen gelehrt wird, sondern in privaten Schulen oder Schulen der Wohlfahrtsverbände, kostet der Schulbesuch zusätzlich Geld. In Bayern wurde das Schulgeld übrigens auch erst 2014 abgeschafft. Vorher wurde die Abschaffung des Schulgeldes vom damaligen bayerischen Finanzminister Kurt Faltlhauser unter anderem mit der Begründung abgelehnt, dass die Bankenrettung zu viel Geld gekostet habe. Hier erkennt man deutlich den Stellenwert der Pflege bei unseren Politikern!

Doch zurück zur Ausgangsfrage: Wie kann man wieder mehr Auszubildende für die Pflege gewinnen? Indem man Bedingungen schafft, die den Beruf wieder attraktiv machen. Spätestens hier sind wir wieder beim Grundproblem in der Pflege. Geldgier, Personaleinsparungen und vieles andere führen dazu, dass der Pflegeberuf immer unattraktiver wird und die Spirale weiter nach unten geht.

Wo bleiben da die Gewerkschaften, die sich der Pflegekräfte annehmen, ihnen den Rücken stärken und sich für ihre Interessen einsetzen? Wenn Flugkapitäne mit einem Gehalt von mehr als 100 000 Euro streiken, dann geht jedes Mal ein Aufschrei durch die Medien und die Bevölkerung. Tagelang wird in den Nachrichten über diesen Streik berichtet. Oder wenn Lokführer, Metaller oder Erzieherinnen die Arbeit niederlegen. Dann gibt es Solidaritätsbekundungen von allen Seiten. Alle sind sich einig, dass gute Arbeit auch gut bezahlt werden muss. Und die Bosse der Gewerkschaften haben die Möglichkeit, sich medial in Szene zu setzen. Doch wo bleibt das gleiche Engagement für die Pflegekräfte?

Ich habe vor mehreren Jahren, als ich noch den Augsburger Pflegestammtisch betrieben habe, einen Brief an den Deutschen Gewerkschaftsbund geschrieben mit der Bitte, dass von dort auch etwas für die unerträgliche Situation der Pflegekräfte unternommen wird. Das Antwortschreiben seitens des DGB war beschämend. Ein Positionspapier wurde darin erwähnt. Von einem mir nicht bekannten und nicht nachvollziehbaren Engagement und von Unterstützung war die Rede. Was nicht in dem Schreiben zu finden war, war die Darstellung eines wirklich zielgerichteten Vorgehens, das die Menschen in Pflegeberufen weiterbringt.

Es hat fast den Eindruck, dass ein solcher Einsatz für die Pflegekräfte einfach nicht gewünscht ist und die Gewerkschaft sich dem Druck der Politik und der Träger beugt. Irgendeinen Grund muss es doch geben, warum die Pflegekräfte einfach keine Lobby haben. Vielleicht liegt es unter anderem ja auch daran, dass die kirchlichen Träger ihre eigenen Arbeitsgesetze machen dürfen und eine gewerkschaftliche Vertretung diese Sonderrechte ins Wanken bringen könnte. Dass die börsennotierten Träger keinerlei Interesse an einer starken und handlungsfähigen Gewerkschaft haben, versteht sich wohl von selbst.

Eine eigene Gewerkschaft hat die Pflege nicht. Die Gewerkschaft ver.di, die sich zwar auch um Pflege kümmert, ist in erster Linie für den öffentlichen Dienst zuständig und keine reine Gewerkschaft für die Pflege. Wer sich die Mühe macht, im Internet nach einer eigenen Pflegegewerkschaft zu suchen, stößt schnell auf die Gewerkschaft für Beschäftigte im Gesundheitswesen. Diese 1991 gegründete Fachgewerkschaft führte im Oktober 1994 die ersten Tarifverhandlungen mit einem privaten Arbeitgeberverband, die allerdings scheiterten. Es folgten Jahre der Erfolglosigkeit und Umbenennungen, bis 2009 die Mitgliederzahl unter

800 sank. Die Folge nach einer Mitgliederbefragung: die Auflösung der Gewerkschaft im Juli 2009.

Es stellt sich nun die Frage: War die Gewerkschaft zu unbekannt, oder waren die Pflegekräfte einfach nicht willens, sich von einer Gewerkschaft vertreten zu lassen? Egal was der Grund für das Scheitern war: Bisher fehlt es an einer wirksamen Waffe, mit der das derzeitige skandalöse Pflegesystem zum Besseren verändert werden kann.

Deshalb abschließend der Appell an alle Pflegekräfte: Hört bitte auf zu jammern. Hört bitte auf, euren Berufsstand selbst immer wieder kaputtzureden. Wenn in einem Heim die Pflegesituation so schlecht ist, dass es mit eurem Gewissen und eurer Berufsethik nicht mehr zu vereinbaren ist, dann sucht euch eine andere Stelle. Gute Pflegekräfte werden gesucht. Und eine gute Pflegekraft lässt sich auch nicht vor den Karren spannen.

Denn es gibt gut geführte Heime. Es gibt Heimleiter, die ihre Mitarbeiter zu schätzen wissen und entsprechend mit ihnen umgehen. Heimleiter, die das Wohl der Bewohner im Auge haben und sich dem Kostendruck der Träger, so gut sie können, widersetzen. Guten Pflegekräften kann ich nur empfehlen, dass sie sich nicht zu Mittätern von Heimen und geldgierigen Trägern machen lassen, die die Menschenwürde für steigende Gewinne opfern. Und das Argument »Wenn ich auch noch gehe, dann kümmert sich keiner mehr richtig um die Bewohner« kann ich schon gar nicht gelten lassen. Gute Pflegekräfte müssen sich auf eine Art und Weise verhalten, die schlechte Heime zwingt, mangels guten Personals zu schließen. Mit der Einstellung »Ich bleibe in einem schlechten Heim, weil sonst die Bewohner darunter leiden« werden schlechte Heime weiter unterstützt und verdienen weiter auf Kosten der zu pflegenden Bewohner und auf Kosten der Pflegekräfte.

Denn ihr habt es in der Hand, liebe Pflegekräfte. Ihr müsst euch eurer eigenen Bedeutung bewusst werden. Seid euch endlich darüber im Klaren, was für anspruchsvolle Arbeit ihr tagtäglich leistet. Sprecht in der Öffentlichkeit darüber, welche Kenntnisse über die verschiedenen Krankheiten ihr haben müsst. Sprecht darüber, welche Kenntnisse ihr im Bereich der Medikamentenkunde haben müsst. Sprecht darüber, welche soziale Empathie erforderlich ist, um ein guter Altenpfleger zu sein. Sprecht darüber, was einem von den alten und pflegebedürftigen Bewohnern zurückgegeben wird. Sprecht darüber, welche Ausbildung nötig ist, um ein guter Altenpfleger zu werden.

Es ist völlig kontraproduktiv, wenn Pflegekräfte selbst in den sozialen Netzwerken oder in anderen Medien ihren Beruf in den Dreck ziehen. Es gibt schon genug negative Presse über Pflegeheime. Jeder Skandal in den Medien, und deren gibt es leider zu viele, wirft auch ein schlechtes Licht auf den Pflegeberuf. So werden junge Menschen, die vielleicht gute Pflegekräfte geworden wären, sich erst gar nicht für diesen Beruf entscheiden und nur noch Schulabgänger diesen Weg einschlagen, die nichts anderes finden. Und hier bin ich ganz ehrlich: Wenn sich an der Pflegesituation in Deutschland nichts Gravierendes ändert, würde ich meinen Kindern nicht empfehlen, diesen Beruf zu ergreifen. Denn eines habe ich selbst immer wieder festgestellt: Gute Arbeit setzt Freude am Beruf voraus. Und Freude am Beruf hat man nur, wenn die Rahmenbedingungen stimmen. Diese

Rahmenbedingungen in der Pflege sind aber in den letzten Jahren immer schlechter geworden, und wir alle müssen unseren Beitrag leisten, damit diese wieder besser werden. Dann kommt auch wieder qualifiziertes Personal in die Pflege.

Aber wenn die Spirale weiter nach unten geht und der Teufelskreis nicht unterbrochen wird, fürchte ich, dass die Pflege kollabiert. Aber vielleicht muss die Pflege erst kollabieren, damit ein Umdenken stattfindet.

Pflege ist etwas so Wertvolles, und wie gehen wir damit um?

6

»Aber wer wird über die Wächter selbst wachen?« Der Pflege-TÜV und die Heimprüfungen

In jedem Heim in Deutschland sollen regelmäßig Prüfungen stattfinden – und zwar jährlich zwei. Die Prüfer kommen, je nach Bundesland, in der Regel unangemeldet in die Heime. Eine der beiden Prüfungen wird durch den Medizinischen Dienst der Krankenversicherungen – kurz MDK genannt – durchgeführt. Eine weitere Prüfung gibt es durch den »Fachbereich Pflege- und Behinderteneinrichtungen-Qualitätsentwicklung und Aufsicht« (FQA), so der offizielle Name, besser bekannt unter dem früheren Namen »Heimaufsicht«. Da der alte Name »Heimaufsicht« geläufiger ist, werde ich weiter die alte Bezeichnung verwenden, auch wenn diese nicht mehr korrekt ist. Die Heimaufsichten sind für die Durchsetzung und Überwachung der Heimgesetze zuständig und somit eine Art staatliche Aufsichtsbehörde. Sie sind in Bayern den Städten bzw. den Landkreisen zugeordnet und meist den Gesundheitsämtern unterstellt. Wo die Heimaufsichten genau angegliedert sind, variiert durch den Föderalismus von Bundesland zu Bundesland.

Warum zwei verschiedene Prüfungen, und was ist der Unterschied? Der Medizinische Dienst der Krankenversicherungen prüft, wie der Name schon sagt, für die Kassen und soll feststellen, ob die mit den Pflegekassen vereinbarten Leistungen eingehalten werden und die Pflege nach wissenschaftlich erarbeiteten Standards und Vorgaben erfolgt. Der MDK prüft dabei im Auftrag der in Landesverbände aufgegliederten Pflegekassen, ob die Qualität der pflegerischen Versorgung in den Heimen den Vorgaben der abgeschlossenen Versorgungsverträgen entspricht, also ob die Verträge erfüllt werden. Dazu gehört natürlich auch die Überprüfung der Bewohner und deren pflegerischer Zustand. So weit die Theorie.

Die Heimaufsicht prüft jedes Heim einmal jährlich. Dabei wird in erster Linie geschaut, ob die Anforderungen und die Vorschriften des Pflege- und Wohnqualitätsgesetzes (PfleWoqG) erfüllt sind, ob genügend Pflegepersonal vorhanden ist, ob die Pflege den gesetzlichen Vorschriften entspricht und so weiter. Die Heimaufsicht hat bei entsprechenden Mängeln sogar die Möglichkeit, ein Ordnungswidrigkeitsverfahren einzuleiten und kann auch ein Bußgeld verhängen. Bei gefährlicher Pflege wäre die Heimaufsicht sogar befugt, den Betrieb durch den Anbieter sofort zu unterbinden. Solche Maßnahmen sind jedoch sehr selten. Meist wird bei eklatanten Mängeln oder deutlich unterschrittenen Personalschlüsseln erst mal ein Aufnahmestopp verhängt.

Vereinfacht lässt sich sagen, dass die Heimaufsicht in erster Linie für die Überwachung der gesetzlichen Vorschriften zuständig ist; der MDK dagegen für die Überwachung der vertraglich vereinbarten Leistungen der Heime mit den Pflegekassen.

Wenden wir uns zunächst der Prüfung durch den MDK zu. Wie läuft so eine Prüfung eigentlich ab? Zumindest in Bayern und in mehreren anderen Bundesländern finden die Prüfungen unangekündigt statt. Die Prüfer stehen unangemeldet vor der Tür. Bis sie dann aber hereingelassen werden, sind schon alle Beschäftigten in Alarmbereitschaft. Hektik bricht aus. Alles, was die Prüfer nicht sehen sollen, wird eiligst weggeräumt. Wenn man Glück hat, findet man Kollegen oder Kolleginnen, die auf die Schnelle zusätzlich zum Dienst erscheinen. Zusätzliches Personal ist an so einem Tag unverzichtbar, denn so eine Prüfung über den ganzen Tag hinweg stört den Ablauf schon enorm. Da ist es dann hilfreich, wenn eine zusätzliche Kraft die Prüfer begleitet und die ursprünglich eingeteilten Pfleger ungestört weiter pflegen können.

Zunächst findet ein Vorgespräch statt. Während dieses Gespräches werden aus jeder der drei Pflegestufen drei Bewohner mittels Losverfahren ermittelt, deren Zustand genauer geprüft werden soll, insgesamt also 9 Personen. Diese Regelung bedeutet, dass bei einer kleinen Einrichtung mit 30 Bewohnern insgesamt fast 30 Prozent aller dort lebenden Menschen geprüft werden. Wenn 30 Prozent aller Bewohner einer Prüfung unterzogen werden, kann man das als umfangreich und ausreichend bezeichnen. Bei einer Einrichtung mit 300 Bewohnern werden bei diesem Prüfschlüssel aber nur 3 Prozent aller Bewohner geprüft. Das bedeutet, dass die Aussagekraft der Prüfung mit der zunehmenden Größe der Einrichtung abnimmt. Wenn nur 3 Prozent aller Bewohner geprüft wird und diese Prüfung auch nur eine Momentaufnahme darstellt, geht die Aussagefähigkeit gegen null.

Die ausgewählten Bewohner müssen sich damit einverstanden erklären, ob sie mit einer Prüfung ihrer Person überhaupt einverstanden sind. Bei geistig fitten Menschen ist das kein Problem, da man sie direkt fragen kann. Anders sieht es schon bei verwirrten Bewohnern aus. Diese stehen unter Betreuung und sind deshalb nicht mehr in der Lage, die Zustimmung für die Prüfung zu geben. Es ist also notwendig, die Betreuer zu kontaktieren, um die Einverständniserklärung einzuholen. Mein Vorschlag, den ich bereits vor Jahren den MDK-Prüfern gegenüber gemacht habe, nämlich beim Einzug der Bewohner zusammen mit dem Heimvertrag eine pauschale Einverständniserklärung einzuholen, wurde leider abgelehnt. Die Einverständniserklärung sei aus Datenschutzgründen bei jeder neuen Prüfung auch aktuell einzuholen.

In der Praxis ruft dann die Heimleitung oder die Pflegedienstleitung bei den zuständigen Betreuern an und lässt sich mündlich das Einverständnis zur Prüfung geben. Diese Vorgehensweise gibt aber auch Raum für Manipulation. Wird nun beispielsweise ein Bewohner gezogen, der aufgrund mangelnder Pflege zum Beispiel an einem Dekubitus (Wundliegen) leidet, besteht die Gefahr, dass dies bei der Prüfung zutage tritt. Die Prüfung solch eines Bewohners kann ganz leicht verhindert werden. Ich fingiere einfach einen Anruf, »spreche« auf einen Anrufbeantworter und bitte um Rückruf, der natürlich nicht erfolgen wird. Nach einer angemessenen Wartezeit wird ein weiterer Bewohner durch Losverfahren ermittelt.

Was den meisten Außenstehenden nicht bekannt sein dürfte, ist, dass es sich bei der Prüfung durch den MDK um eine »duale« Prüfung handelt. Was bedeutet duale Prüfung? Nun, zum einen wird nach den Richtlinien der Transparenzvereinbarung, dem sogenannten Pflege-TÜV, geprüft. Der Pflege-TÜV wurde im Jahr 2009 per Gesetz eingeführt. Das Ergebnis dieser Prüfung wird dann auch im Internet veröffentlicht und ist somit für alle Interessierten einsehbar. Wie hier genau vorgegangen wird, werde ich später noch erklären.

Was aber nur den Insidern der Pflege bekannt ist, ist die Tatsache, dass bei Prüfung durch den MDK noch ein zweites Prüfverfahren zur Anwendung kommt. Dieses zweite Prüfverfahren, dessen Ergebnis die Heime wie einen Schatz hüten, gab es schon vor Einführung des Pflege-TÜVs. Das Ergebnis dieser Prüfung wurde allerdings noch nie veröffentlicht und kann auch nicht eingesehen werden. Die Heime und die Träger wehren sich auch vehement dagegen, dass das komplette Prüfergebnis eingesehen und veröffentlicht werden kann.

Der Grund dafür ist ganz einfach. Die Prüfergebnisse beim Pflege-TÜV sind bundesweit bei einer Durchschnittsnote von 1,3. Fast alle Heime glänzen mit einer guten Note und preisen so ihre gute Pflege an. Das Ergebnis der zweiten Prüfung unterscheidet sich dagegen oft eklatant von der guten Note beim Pflege-TÜV. In diesem nicht öffentlichen Prüfbericht werden die tatsächlich in den Heimen vorhandenen Mängel, die bei der Prüfung durch die Mitarbeiter des MDK festgestellt wurden, aufgelistet.

Nach Beendigung der Prüfung findet ein Abschlussgespräch statt, bei dem die Mängel zunächst besprochen werden. Später bekommt das Heim dann vom MDK zu den einzelnen Mängeln einen Maßnahmenbescheid. In diesem werden die Mängel, die bei den geprüften Bewohnern bzw. im Heimbetrieb festgestellt worden sind, aufgelistet. Zu den im Maßnahmenbescheid aufgelisteten Mängeln ergeht auch eine Aufforderung zur Mängelbeseitigung unter Fristsetzung. Der MDK unterbreitet den Heimen dabei Vorschläge oder macht sogar ganz konkrete Vorgaben, wie die Mängel abgestellt werden sollen und müssen.

Die Heime müssen dann dem MDK innerhalb der vorgegebenen Frist schriftlich mitteilen, dass die einzeln aufgelisteten Mängel entweder bereits behoben wurden oder wie sie noch behoben werden. Außerdem müssen sie nachweisen, dass qualitätsverbessernde Maßnahmen ergriffen wurden. Schlimmstenfalls kann bei wiederholten eklatanten Mängeln und schwerwiegenden Missständen der Vertrag mit den Pflegekassen gekündigt werden. Bis es jedoch so weit kommt, müssen schon gravierende Mängel über einen langen Zeitraum festgestellt worden sein oder Bewohner massiv misshandelt werden.

Diesen Prüfbericht halten die Heime jedoch unter Verschluss und machen alles, damit der Inhalt des Prüfberichts nicht öffentlich gemacht wird. Die pflegebedürftigen, alten Menschen und deren Angehörige oder Betreuer sollen schließlich nicht erfahren, in welchen Bereichen es in den einzelnen Heimen Probleme gibt. Die Heime sind vielmehr bestrebt, nach außen hin gut dazustehen. Zu diesem Zweck wurde der Pflege-TÜV entwickelt, der für mehr Transparenz in der Pflege sorgen soll.

Die offizielle Bezeichnung des Pflege-TÜVs lautet deshalb auch herrlich positiv und optimistisch »Transparenzbericht«. Der MDK vergibt bei diesem Transparenzbericht Pflegenoten, ähnlich wie Schulnoten. Durch diese Noten bewerten die Pflegekassen die Qualität einer Pflegeeinrichtung. Die Leistungen von Einrichtungen der ambulanten, teil- und vollstationären Pflege und die Qualität dieser Leistungen sollen für pflegebedürftige Personen und ihre Angehörigen auf diese Art und Weise verständlich, übersichtlich und vergleichbar gemacht werden.

Wirklich gelungen ist das jedoch nicht. Denn nach der Einführung des Pflege-TÜVs kamen nur gute Noten heraus. Wie war das möglich? Steckte die Pflege doch nicht in der Krise? Also wurden die Kriterien des Pflege-TÜVs etwas modifiziert. Fragen wie etwa, ob in der Einrichtung ein Sommerfest stattfindet, wurden gestrichen. Geändert hat sich dadurch allerdings nichts. Meiner Ansicht nach ist der Pflege-TÜV in seiner alten, wie auch in seiner neuen Version nichts andres als die übelste Form der Verbrauchertäuschung. Wenn einem anderen Menschen – und in diesem Fall den Angehörigen – vorgegaukelt wird, bei einem Heim handle es sich um eine großartige Einrichtung, nur um ihm oder ihnen das Geld aus der Tasche zu ziehen, dann ist dies nach meinem Rechtsverständnis schlichtweg von der Politik legalisierter Betrug. Das wurde mir auch bei einem Lehrgang vor Augen geführt, bei dem es darum ging, wie man eine gute Note beim Pflege-TÜV bekommt und was das einzelne Heim dafür machen muss. Auf eine kritische Frage am Ende des Lehrgangs erhielt ich folgende Antwort: »Seien Sie doch froh, dass Sie nun ein Instrument in der Hand haben, um Ihre Einrichtung nach außen gut darzustellen.« Für mich eine klare Handlungsanleitung zum Betrug.

Wie ich zu dieser Behauptung komme?

Wie kann es denn sein, dass ein Heim, das über zu wenig Personal und zu wenig Geld jammert, mit Pflegekräften, die bis zu 200 Überstunden vor sich herschieben, für einen schlechten Umgang mit pflegebedürftigen und zum Teil dementiell veränderten Bewohnern eine Eins beim Pflege-TÜV bekommt? Und wieso gibt es eine Eins fürs Essen, wenn doch nur der Fertigpampf von einem Catering Service serviert wird?

Ganz einfach! Es liegt an der Art der Prüfung und der Fragestellung beim Pflege-TÜV.

»TÜV-geprüft« ist eigentlich ein Qualitätsmerkmal technischer Prüfungen durch eine TÜV-Gesellschaft. Es ist also ein Signal für den Verbraucher, dass eine geprüfte Sache oder Leistung einem qualitativ hochwertigen Standard entspricht, der eine Mindestanforderung an Güte und Qualität verspricht. Wenn etwas vom TÜV geprüft und für gut befunden wird, dann kann man sich getrost darauf verlassen, dass hier alles in Ordnung ist. So sollte es zumindest sein. Der Pflege-TÜV hat aber nichts mit »TÜV-geprüft« zu tun. Einen richtigen und unabhängigen Pflege-TÜV gibt es nicht. Obwohl die Prüfung vom MDK durchgeführt werden muss, ist der Pflege-TÜV gar nicht vom MDK entwickelt worden. Die Fragen des Transparenzberichtes wurden im Zuge der Selbstverwaltung in der Pflege durch die Kassen und vor allem durch die Leistungserbringer und Heimträger selbst erarbeitet und ausgedacht. Also von denen, die geprüft werden und deren Qualität transparent gemacht werden soll.

Stellen Sie sich vor, da ist eine Abiturklasse, und der Kultusminister würde den Schülern auftragen, die Prüfungsfragen für die Abiturprüfung, die sie schreiben sollen, selbst zu erstellen. Jetzt kann sich jeder einigermaßen normal denkende Mensch ausrechnen, dass die Abiturfragen von den Schülern so erarbeitet werden würden, dass auch der schlechteste und faulste Schüler noch eine gute Note bekommt. Und genauso ist es mit dem Pflege-TÜV gelaufen. Bei der Erstellung der Transparenzrichtlinien saßen alle Wohlfahrtsverbände, auch die kirchlichen Träger, die Vertreter der privaten Anbieter sowie die börsennotierten Anbieter, also die Finanzhaie, mit den ihnen wohlgesonnenen Politikern an einem Tisch (mehr dazu in Kapitel 9). Die Fragen, die herangezogen werden, um die Qualität und Leistungen der Heime angeblich transparent zu machen, wurden also maßgeblich von den großen Trägern und somit von denen, deren Heime geprüft werden sollen, selbst entwickelt. Was dabei herausgekommen ist, dürfte zwischenzeitlich jedem klar sein.

Schauen wir uns doch diese Fragen einmal genau an.

Die Fragen des Transparenzberichtes oder Pflege-TÜVs sind unterteilt in zwei Kategorien. Ungefähr die Hälfte davon sind bewohnerbezogene Fragen. Die andere Hälfte sind einrichtungsbezogene Fragen. Bei den bewohnerbezogenen Fragen wird der pflegerische Zustand der Bewohner geprüft. In erster Linie fließt in die Benotung ein, was in der Dokumentation niedergeschrieben ist. Wenn in der Dokumentation erfasst worden ist, dass ein Sturz- oder auch Dekubitusrisiko (Risiko des Wundliegens) besteht, und dann dies so dokumentiert wurde, dass die entsprechenden Prophylaxen – also Vorsichtsmaßnahmen dagegen – auch umgesetzt wurden, dann muss der Prüfer des MDK diese Frage mit einer Eins bewerten. Auch wenn alle Anzeichen – nämlich ein entstandener Dekubitus – dafürsprechen, dass es nicht so war und diese Risiken nicht, wie schriftlich dokumentiert, vorschriftsmäßig überprüft wurden. So sieht es nun mal die Transparenzvereinbarung vor. Bereits hier lässt sich erkennen, wie wichtig es beim Pflege-TÜV ist, eine »gute« Dokumentation zu pflegen. Beim Pflege-TÜV ist es eben wichtiger, dass die einzelnen Pflegeleistungen in der Dokumentation des jeweiligen Bewohners stehen, als dass sie tatsächlich erbracht worden sind bzw. der Heimbewohner gut gepflegt worden ist. Wer dagegen gut pflegt, die Risikoeinschätzung richtig durchführt, dafür sorgt, dass erst gar kein Dekubitus entsteht, dies aber nicht genauestens dokumentiert, wird mit einer schlechten Note bestraft. Deshalb sind viele, vor allem große Heime, dazu übergegangen, dass sich eine speziell geschulte Pflegekraft fast ausschließlich um die Dokumentation kümmert. Sie ist dafür verantwortlich, dass für jeden einzelnen Bewohner alles so dokumentiert ist, dass es bei der Prüfung durch den MDK auch eine gute Note gibt. Das geht teilweise so weit, dass die entsprechende Person, die für die Dokumentation zuständig ist, den Bewohner selbst gar nicht kennt und somit eben Leistungen angekreuzt oder niedergeschrieben werden, deren Erbringung überhaupt nicht überprüft worden ist. Die Zeit, die für die aufwendige und sinnlose Dokumentation, die der Pflege-TÜV verlangt, verschwendet wird, fehlt dann in der eigentlichen Pflege.

Bei den einrichtungsbezogenen Fragen ist es dann noch einfacher, eine gute Note zu bekommen. Hier muss das Heim die Leistungen, die angeblich erbracht werden bzw.

die Strukturen und verschiedenen Abläufe nur einmal in einem Konzept darstellen und kann dieses dann jedes Jahr bei der Prüfung unverändert vorlegen. Somit ist sichergestellt, dass bereits die Hälfte der Fragen des Pflege-TÜVs mit dem Merkmal »erfüllt«, also mit einer Eins bewertet sind.

Bei den einrichtungsbezogenen Fragen geht es beispielsweise um die Essenskorridore, also um die Zeiten, zu denen die verschiedenen Mahlzeiten dargereicht werden. Einmal auf einem Blatt Papier vermerkt und in einem Ordner abgeheftet, dass das Frühstück zwischen 8.00 Uhr und 9.00 Uhr, das Mittagessen zwischen 12.00 Uhr und 13.30 Uhr und das Abendessen zwischen 17.00 Uhr und 18.00 Uhr eingenommen werden kann, hat man diese Frage bei jeder zukünftigen Prüfung so beantwortet, dass es eine Eins gibt. Ob diese Essenskorridore tatsächlich eingehalten werden, wurde zumindest bei den Prüfungen, bei denen ich selbst anwesend war, nie überprüft.

Auch bei fast allen anderen einrichtungsbezogenen Fragen sieht es ähnlich aus. Lediglich bei den Fortbildungen, wie zum Beispiel der Auffrischung des »Erste Hilfe«-Kurses des Pflegepersonals, müssen die Fortbildungsbescheinigungen jedes Jahr entsprechend abgeheftet werden.

Anhand einiger Fragen der Transparenzrichtlinien möchte ich an dieser Stelle verdeutlichen, wie das System funktioniert.

Frage Nummer 1 lautet:

Wird das individuelle Dekubitusrisiko erfasst?

Das Kriterium ist dann erfüllt, wenn der Nachweis der Risikoeinschätzung (beispielsweise dass bei einem immobilen Bewohner, der nur sitzen und liegen kann, ein Dekubitusrisiko besteht) über die Pflegedokumentation erbracht wird. So schnell kann man sich hier schon die erste Eins abholen.

Frage Nummer 2 lautet:

Werden erfolgreiche Dekubitusprophylaxen durchgeführt?

Die Frage ist mit Eins zu bewerten, wenn bei dekubitusgefährdeten Bewohnern individuell angemessene Maßnahmen zur Dekubitusprophylaxe in der Pflegeplanung berücksichtigt sind.

Eine nachträgliche Feststellung, ob diese Maßnahmen tatsächlich geleistet wurden, lässt sich, wenn dann allerdings ein Dekubitus entstanden ist, nicht mehr überprüfen. Auch wenn alles gegen eine richtige Prophylaxe spricht und alles auf einen Pflegefehler hindeutet. Dokumentiert ist dokumentiert und gilt somit als erfüllt.

Dazu gibt es dann die Frage Nummer 3. Diese ist an Charakterlosigkeit und Menschenverachtung kaum zu überbieten und lautet:

Sind Ort und Zeitpunkt der Entstehung der chronischen Wunde/des Dekubitus dokumentiert?

Aus der Pflegedokumentation muss also klar erkennbar sein, an welcher Stelle und wann der Dekubitus oder die chronische Wunde entstanden ist.

Nochmals zum Verständnis: Ein Dekubitus ist in 70 bis 80 Prozent der Fälle ein Pflegefehler und somit auf schlechte Pflege zurückzuführen. Im schlimmsten Fall kann man hier von einer Körperverletzung sprechen. Wenn das Heim aber Pflegekräfte hat, die die Dokumentation besser beherrschen als die tatsächliche Pflege am Menschen, dann ist dem Heim eine gute Note sicher. Wer aber gut und gewissenhaft pflegt, dies aber nicht richtig dokumentiert, bekommt eine schlechte Note. Denn nur was auf dem Papier steht, gilt als gemacht. Deshalb ist es umgekehrt so, dass Pflegetätigkeiten, die nicht erbracht wurden, aber in der Dokumentation stehen, positiv in die Benotung einfließen.

Aber auch andere Fragen und Kriterien sind so gestaltet, dass bei entsprechender Dokumentation eine gute Note garantiert ist. Dieses menschenverachtende Muster zieht sich durch die ganze Prüfung wie ein roter Faden. Sehen wir doch als letztes Beispiel noch einmal das Essen an. Hier heißt ein Bewertungskriterium:

»Wird der Speiseplan in gut lesbarer Form eines Wochenplans bekannt gegeben?«

Die Frage ist mit Eins zu bewerten, wenn bei der Bekanntgabe des Speiseplans nachfolgende Kriterien berücksichtigt sind:

- Seniorengerechte Schrift (mindestens Schriftgröße 14 und einen geeigneten Schrifttyp, zum Beispiel Arial)
- Aushänge in den Wohnbereichen, auch für Rollstuhlfahrer einsehbar
- Verteilung/Information an immobile Bewohner

Also bekommt das Heim für minderwertiges Fertigessen, das von einem billigen Catering Service geliefert wird, eine Eins, wenn der Speiseplan mit einem schönen Bild versehen in Schriftgröße 14 aushängt. Stellen Sie sich nur mal vor, ein Restaurant bekäme einen Michelin-Stern für sein Essen, nur weil es eine tolle Speisekarte hat. Undenkbar, aber in der Pflege so üblich.

Heime, die auf Gewinne verzichten und sich einen eigenen Koch leisten, der täglich frisch zubereitetes Essen für die Bewohner anbietet, damit diese im Alter wenigsten etwas Gutes zu essen bekommen, aber den Speiseplan nicht entsprechend den Vorgaben aushängen, werden dann schlecht bewertet.

Fassen wir es also kurz zusammen.

Schlechte Pflege + gute Dokumentation = gute Note.
Gute Pflege + schlechte Dokumentation = schlechte Note.

Wer sich solche Fragen ausdenkt, macht sich zwar nicht im strafrechtlichen, aber wohl im moralischen Sinn eines Verbrechens an pflegebedürftigen und hilflosen Menschen schuldig. Und Heime, die das System mitmachen und sich mit guten Noten brüsten, sind auch nicht besser.

Trotzdem gibt es Politiker, wie zum Beispiel einen Herrn Prof. Dr. Lauterbach, Gesundheitsexperte der SPD im Bundestag, die am Pflege-TÜV festhalten. Nach dem Motto: »Besser ein schlechtes Vergleichsportal als gar keines.« Was für ein Zynismus! Ein sinnloses Prüfverfahren, das wertvolle Zeit, die dann in der eigentlichen Pflege fehlt, frisst. Der Grund für Herrn Dr. Lauterbachs Einstellung ist wohl die Tatsache, dass er an der Einführung des Pflege-TÜVs in seiner jetzigen Form maßgeblich beteiligt war (siehe dazu auch Kapitel 9).

Mit Einführung des Pflege-TÜVs ergab sich auch eine neue Einnahmequelle. Gerade in den ersten Jahren wurde ich mit Werbung überhäuft. Teure Schulungen wurden angeboten, bei denen man lernen konnte, wie man eine gute

Note bekommt. Es gibt übrigens heute noch Lehrgänge, in denen den Heimleitungen beigebracht wird, wie sie mit den Prüfern des MDK umgehen sollen – dabei sind diese durchaus nett und freundlich und keine Menschen, die man fürchten muss.

Das Problem ist das betrügerische System des Pflege-TÜVs an und für sich. Hinzu kommt die Tatsache, dass der MDK im Auftrag der Kassen und für die Kassen prüft. Es stellt sich die Frage, ob die Kassen überhaupt ein echtes Interesse an einer umfangreichen Prüfung haben oder nicht. Stellen Sie sich einfach mal vor, die MDK-Prüfer teilen den Kassen folgendes Ergebnis mit: Alle durchgeführten Prüfungen haben erbracht, dass mit den derzeit vorhandenen personellen Mitteln, kein einziges Heim in der Lage ist, die mit den Kassen ausgehandelten und vertraglich vereinbarten Leistungen zu erbringen. Warum wird denn ein Heim, das in der Nacht für 80 Bewohner nur eine Pflegekraft einsetzt, nicht auch einmal bei Nacht kontrolliert? Oder warum wird nicht anhand der dokumentierten Pflegeleistungen überprüft, ob diese mit dem vorhandenen Personal in der zur Verfügung stehenden Zeit überhaupt zu erbringen sind? Die Antwort ist ganz leicht: Weil es keiner wissen will, obwohl es doch jedem inzwischen hinlänglich bekannt ist. Sonst wäre es amtlich, dass große Träger mit schlechter Pflege wesentlich mehr Geld verdienen als mit guter Pflege. Es ist folglich gar kein Interesse vorhanden, die gegenwärtige Situation zu verändern. Die Pflegekassen haben kein Interesse daran, die tatsächliche Situation in den Heimen von offizieller Seite zu erfahren. Dann wären sie nämlich gezwungen, mehr Geld für Pflegeheime auszugeben. Auch

Pflegekassen sind gewinnorientierte Wirtschaftsunternehmen, denen der Gewinn wichtiger ist als gut gepflegte alte Menschen (mehr dazu in Kapitel 7). Und die Politiker haben schon gar kein Interesse daran, die tatsächlichen Gegebenheiten, die ihnen eigentlich schon längst bekannt sind, von offizieller Seite zu erfahren. Sonst müssten sie die geldgierigen Träger, mit denen sie unter einer Decke stecken, vor den Kopf stoßen.

Ich selbst boykottiere den Pflege-TÜV seit dem Jahr 2013. Wohlgemerkt nur den Pflege-TÜV. Bei der anderen Prüfung, die es schon immer gab, kooperiere ich mit den MDK-Prüfern, schließlich habe ich nichts zu verbergen. Ich hatte auch noch nie Probleme mit den Prüfern. Wenn sie einen Mangel entdeckt haben, dann haben sie diesen vermerkt und darauf hingewiesen, wie dieser in Zukunft vermieden werden kann. So soll es ja auch sein.

In den Jahren zuvor hatte ich an einem der bereits beschriebenen Kurse teilgenommen, deren Ziel es war, bei der Prüfung eine gute Pflege-TÜV-Note zu bekommen. Ich ließ einen Fachmann ins Haus kommen, der nochmals sämtliche Konzepte, die für die einrichtungsbezogenen Fragen wichtig sind, überarbeitete. An den Pflegeabläufen wurde rein gar nichts geändert. Nur die Formulierung der Konzepte wurde teilweise verändert oder ergänzt.

So kam es, dass wir bei der ersten Prüfung durch den MDK die Note 1,2 bekamen. Bei dieser Prüfung waren alle irgendwie noch aufgeregt, da die Gefahr einer schlechten Note im Raum stand und die Befürchtung, dass dann die Belegung darunter leiden würde. Nachdem wir dann eine 1,2 bekommen haben, war das Anlass zur Freude. Bei der zweiten Prüfung haben wir dann sogar eine glatte 1,0 bekommen.

Doch zu diesem Zeitpunkt begann ich bereits, die Sinnhaftigkeit dieses Bewertungssystems zu hinterfragen. Einerseits kritisierte ich öffentlich, dass wegen Personalmangels eine gute und menschenwürdige Pflege auch in meinem Heim nahezu unmöglich ist, andererseits wird mir vom Pflege-TÜV mit einer glatten Eins bestätigt, dass die Pflege in meinem Haus fehlerfrei ist und nicht besser sein könnte. Ganz schön paradox.

Meine Verwunderung habe ich dann gegenüber mehreren Medien geäußert, und es wurde in Zeitungen und Fernsehen darüber berichtet. Schlagzeilen wie »Heimleiter lehnt Bestnote ab« oder »Kein Heime hat eine Eins verdient« machten die Runde. Damit machte ich bereits damals zum ersten Mal öffentlich, dass der Pflege-TÜV im Grunde nur Betrug am Kunden ist.

Bei der dritten Prüfung nach Einführung des Pflege-TÜVs zog ich dann entsprechende Konsequenzen. Am Rosenmontag des Jahres 2013 war ich zusammen mit meiner Frau und einem befreundeten Paar in einem Café beim Frühstücken, als mich ein Anruf meiner Heimleitung erreichte. Sie teilte mir mit, dass der MDK zwecks Prüfung im Heim sei und ich doch dazukommen solle. Während der Fahrt ins Heim entschied ich mich spontan, nicht mehr nur zu reden, sondern diesen »Betrug« nicht mehr mitzumachen.

Nach meinem Eintreffen teilte ich den Prüfern des MDK mit, dass ich keine gute Note mehr wolle. Ich habe mich geweigert, den Ordner mit den einrichtungsbezogenen

Konzepten, über die ich an anderer Stelle gesprochen habe, auszuhändigen. Einmal erstellt, garantiert er, dass bereits die Hälfte der Fragen mit Ja, also mit einer Eins belohnt wird.

Das war eine Situation, mit der niemand gerechnet hatte. Dass Heimleiter Täuschungsmanöver versuchen, damit sie eine gute Note bekommen, das ist das tägliche Brot der Prüfer. Aber dass ein Heimleiter absichtlich eine schlechte Note will und die Herausgabe eines wichtigen Ordners verweigert, überraschte die Prüfer vom MDK sehr. Die Telefonleitungen beim MDK und der Vereinigung der Kassen liefen in den nächsten Tagen vermutlich heiß. Von höchster Stelle versuchte man, mich zur Herausgabe des Ordners zu bewegen. Doch ich blieb stur.

Und so kam es, dass unser Heim, obwohl sich an der Pflege nichts geändert hatte, von 1,0 auf 3,6 herabgestuft wurde. Der Note nach waren wir damit nun wohl das schlechteste Heim in ganz Deutschland. Und ich war stolz darauf. Einen klareren Beweis dafür, dass beim Pflege-TÜV nicht die Pflege, sondern in erster Linie nur Papier geprüft wird, konnte ich wohl nicht erbringen. Ein Fall, der durch die Presse ging. Heimleiter aus ganz Deutschland riefen danach bei mir an und stimmten mir zu. Mich erreichten Aussagen wie: »Das würden wir auch gerne machen, aber dann sind wir morgen unseren Job los.« Das Traurige daran ist, dass viele Heimleiter von ihren Trägern gezwungen werden, die Verbraucher zu belügen und zu betrügen. Unter den Anrufern waren auch einige Heimleiter von christlichen Einrichtungen. Aber das christliche Gebot »Du sollst nicht lügen« verliert in so einem Fall anscheinend seine bindende Kraft. Vor allem gilt es nicht, wenn es um gute Belegung der Heime und somit um finanzielle Gewinne geht.

Nach diesen ausführlichen Überlegungen zur Prüfung durch den MDK dürfen wir jedoch die Heimaufsicht nicht vergessen. Wie ganz am Anfang dieses Kapitels beschrieben, gibt es ja noch die zweite jährliche Prüfung – und zwar durch eine staatliche Aufsicht. Die Heimaufsichten sind wie gesagt bei den Städten bzw. den Landkreisen angegliedert und meist den Gesundheitsämtern unterstellt. Die Prüfer der Heimaufsicht kommen in den meisten Bundesländern wie der MDK einmal im Jahr unangemeldet zur Heimprüfung.

Die Prüfungen durch die Heimaufsicht laufen ähnlich ab wie beim MDK. Auch von der Heimaufsicht wurden bis vor Kurzem aus jeder Pflegestufe insgesamt drei Bewohner ausgelost, die dann einer besonderen Prüfung unterzogen wurden. Jetzt suchen sich die Prüfer der Heimaufsicht in den Heimen gezielt Bewohner aus.

Die Heimaufsicht prüft dann in erster Linie, ob die gesetzlichen Vorschriften eingehalten werden. Sie kontrolliert aber auch den pflegerischen Zustand der ausgewählten Bewohner. Ferner kann die Heimaufsicht aber zum Beispiel auch die Einhaltung der baulichen Vorschriften prüfen. Werden freiheitsentziehende Maßnahmen in einem Heim benötigt, so werden auch diese nach ihrer Rechtmäßigkeit und nach der ordentlichen Durchführung überprüft. Das Heim muss dabei nachweisen, dass eine gerichtliche Genehmigung für eine freiheitsentziehende Maßnahme vorliegt. Fast jeder demenziell veränderte Mensch ist weglaufgefährdet und sollte deshalb geschlossen untergebracht werden. Rein rechtlich gesehen bedeutet dies, dass die Heime eine Freiheitsberaubung begehen, die aber zum Schutz des Betroffenen unumgänglich ist. Deshalb erlässt das Betreuungsgericht einen Unterbringungsbeschluss, der in regelmäßigen Abständen überprüft und wenn notwendig, verlängert werden muss. Auch dies wird von der Heimaufsicht kontrolliert. Die Prüfer der Heimaufsicht schauen sich außerdem die Bewohner, die gerade im Heim sind, genau an. Sie überprüfen den Gesundheitszustand der einzelnen Bewohner und vergleichen diesen mit den Dokumentationen. Aber auch bei dieser Überprüfung müssen sich die Prüfer teilweise auf die Dokumentationen verlassen. Und deshalb kann auch hier ein Heim schlechte Pflege und Pflegefehler vertuschen.

Vor etwa zwei Jahren kam der Gedanke auf, Teile des Prüfberichtes der Heimaufsicht im Internet zu veröffentlichen. Da es aber, im Gegensatz zum Pflege-TÜV, keine von den Trägern erarbeiteten vorgefertigten Fragen gab und diese deshalb keinen entsprechenden Einfluss auf die Prüfergebnisse nehmen konnten, klagten verschiedene Heime und Träger erfolgreich gegen die Veröffentlichung. Vor allem klagten natürlich Heime, die verhindern wollten, dass man erfährt, was sich tatsächlich dort abspielt. Die Inhalte der veröffentlichten Prüfberichte der Heimaufsichten standen nämlich teilweise im krassen Gegensatz zu den guten Noten beim Pflege-TÜV. Und es ist ja schließlich nicht im Interesse der Träger, die Verbraucher über die zum Teil skandalösen Zustände, die in vielen Heimen herrschen, zu informieren. Lieber schmückt man sich mit einer Eins beim Pflege-TÜV.

Leider gibt es bei den Prüfungen durch die Heimaufsichten keine einheitlichen Prüfkriterien. So sind die Prüfungen nicht nur in den einzelnen Bundesländern unterschiedlich, sondern auch innerhalb der Bezirke und Städte – was Bewertungen durch die Heimaufsichten nicht wirklich vergleichbar macht. Von Kollegen habe ich zum Beispiel gehört, dass es Prüfer gibt, die ziemlich willkürlich vorgehen und direkt nach negativen Dingen und Eindrücken suchen. Es ist zum Beispiel schon etwas befremdlich, wenn von einer Prüferin der Heimaufsicht die Farbgestaltung eines Zimmers bemängelt wird.

Es gibt aber auch Heimaufsichten, die sich nicht nur als Überwacher verstehen, sondern auch als Berater. Die Prüfer kommen schließlich in viele Heime und sehen dort unterschiedlichste Abläufe. Sie können daher auch ein Heim dahingehend beraten, wie manche Abläufe verbessert oder vereinfacht werden können. Für ein gutes Heim ist die Heimaufsicht mehr ein Partner als ein Gegner. So bekamen wir auch mal eine Empfehlung, für einen Bewohner Spezialschuhe zu beantragen, da diese mehr Sicherheit beim Gehen bieten würden. Wir wurden auch auf die Existenz eines ganz besonderen Gehwagens hingewiesen, der es sturzgefährdeten Bewohnern möglich macht, sich weiter selbstständig zu bewegen. Da die Prüfer in alle Heime kommen, können sie auch auf Neuerungen aufmerksam machen, die man selbst noch nicht kennt.

Unglücklicherweise ist aber auch die Heimaufsicht keine unabhängige Prüfinstanz. Wie bereits erwähnt, sind die Heimaufsichten den Städten oder Landkreisen angegliedert. Diese betreiben allerdings meist selbst Pflegeheime. Das bedeutet also, dass die Prüfer der Heimaufsicht als städtische Angestellte die eigenen Heime überprüfen müssen. Wer sich intensiver mit der Pflege und den immer wieder in den Medien geschilderten Skandalen befasst, kann sich an die Zustände in einem Münchener Pflegeheim, das vom Münchenstift betrieben wird, erinnern. Diese wurden durch investigativen Journalismus des Teams Wallraff aufgedeckt und nicht durch die zuständige Heimaufsicht. Das Team Wallraff hatte 2014 eine Pflegerin in ein Heim eingeschleust und mit versteckter Kamera Misshandlungen gefilmt, wie etwa ein Pfleger einen dementen Menschen gegen dessen Widerstand aus dem Bett zerrte.

Es stellt sich daher die Frage, wie unabhängig die Mitarbeiter der Heimaufsichten überhaupt prüfen dürfen und wie sinnvoll diese Prüfungen dadurch sind. Denn eines ist klar: Nichtstädtische Heime dürfen nicht strenger geprüft werden als städtische. Ansonsten gäbe es wohl einen berechtigten Aufstand der freien und gemeinnützigen Träger.

Was außerdem weder vom MDK noch von der Heimaufsicht richtig überprüft wird, ist der Personaleinsatz. Bei den Prüfungen wird die vorschriftsmäßige Einhaltung des Personalschlüssels nur anhand des Dienstplans und der aufgelisteten Pflegekräfte kontrolliert. Es gab aber schon Träger, die in mehreren Heimen die gleiche Pflegekraft auf dem Dienstplan hatten. So kann mit falschen Personalangaben nicht nur der Gewinn gesteigert werden, es kann auch ein Aufnahmestopp wegen fehlenden Personals verhindert werden. Dabei wäre es ein Leichtes, den tatsächlichen Personaleinsatz anhand von Lohnlisten zu überprüfen – aber das tut aus offensichtlichen Gründen niemand.

Wie wirkungslos und überflüssig das derzeitige Prüfsystem ist, zeigt auch das Seniorenheim Schloss Gleusdorf, das ich bereits im Kapitel 5 erwähnt habe und in dem ein Mensch zu Tode kam. In dem Heim gab es übelste Missstände. Dabei wurde das Heim laut *Main Post* im August 2015 und letztmals am 01. September 2016, also zweieinhalb Monate vor Einschreiten der Staatsanwaltschaft, von der Heimaufsicht geprüft. Am 16. November wurde das Heim dann nochmals überprüft, mit dem Ergebnis, dass keine erheblichen Mängel im Sinne des Pflege- und Wohnqualitätsgesetzes festgestellt wurden.

Wer angesichts solcher Ereignisse die derzeit durchgeführten Prüfungen für geeignet hält, um Missstände zu beheben, macht sich mitschuldig an den Misshandlungen und Schlimmerem.

Fassen wir abschließend noch einmal zusammen: Die Prüfungen – sowohl durch MDK als auch durch die Heimaufsicht – dauern meist nur einen Tag. In großen Heimen wird nur ein geringer Bruchteil der Bewohner geprüft. Die Prüfungen stellen maximal eine Momentaufnahme dar. Um die Qualität eines Heimes beurteilen zu können, genügt es aber nicht, dass mehrere Prüfer nur einen Tag eine kleine Auswahl von Bewohnern kontrollieren. Um die Abläufe in den Heimen verstehen und beurteilen zu können, müssten die Prüfer mehrere Tage mitlaufen und zuschauen. Dies nicht nur tagsüber, sondern auch nachts. Dann könnten die Prüfer objektiver feststellen, ob es den Bewohnern gut geht und ob das Personal freundlich ist. Sie könnten dabei auch sehen, ob das Personal zur Gewinnoptimierung für hauswirtschaftliche Tätigkeiten missbraucht wird oder tatsächlich nur pflegt. Sie könnten feststellen, wie das Essen tatsächlich ist. Bei einem längeren Aufenthalt in einem Heim kann auch ermittelt werden, ob die verschiedenen Prophylaxen (Sturzprophylaxe und Dekubitusprophylaxe) tatsächlich vorschriftsmäßig durchgeführt und nicht nur auf dem Papier dokumentiert werden, denn das Wohlergehen der Bewohner muss im Vordergrund stehen. Zugleich sollten die Prüfungen nicht nur defizitorientiert sein und sich auf Mängel konzentrieren. Sie sollten vielmehr auch das Positive in der Pflege herausarbeiten.

Alle wissen Bescheid, was in der Pflege schiefläuft und doch werden diese Vorgänge bei den Prüfungen nicht aufgedeckt oder gar abgestellt. Das geht auch nicht so einfach, sonst müsste eine Vielzahl der Heime geschlossen werden. Die Pflegebranche würde kollabieren. Vermutlich dürfen die Prüfer deswegen gewisse Vorgänge nicht prüfen oder bemängeln oder gar öffentlich machen

Um eine gute und unabhängige Prüfung zu gewährleisten, braucht es deshalb eine unabhängige Prüfinstanz. Bei der Ausarbeitung der Prüfkriterien müssten Lobbyisten außen vor bleiben. Vielmehr sollten Pflegekräfte, die mit der Praxis vertraut sind, dabei mitwirken. Denn auch viele sogenannte Pflegewissenschaftler sind nicht mehr neutral. Manche Wissenschaftler bekommen ihre Aufträge zu den unterschiedlichsten Studien von den Trägern.

Ob es jemals zu so einer unabhängigen Prüfinstanz kommen wird, wage ich momentan zu bezweifeln. Zu groß ist die Macht der großen Träger. Zu groß ist der Einfluss der

Lobbyisten auf unsere Politiker. Und solange mit dem jetzigen System richtig viel Geld zu verdienen ist, wird die Branche alles tun, um positive Veränderungen der Pflege zu verhindern. Mit guter Pflege sind nun mal keine großen Gewinne möglich.

7

Gegner statt Partner
Die Kassen

Den Krankenkassen und den Pflegekassen geht es also wohl nicht in erster Linie darum, die Pflegebedingungen zu verbessern oder einen wesentlichen Beitrag zu einer menschlicheren Pflege zu leisten – nein, wie schon bei den Heimbetreibern geht es auch bei den Kassen vor allem um eines: um sehr viel Geld. Dabei sollte es doch mit der Einführung der Pflegeversicherung zu einer besseren Pflege mit einer gerechteren Verteilung der Kosten kommen.

Die Pflegeversicherung wurde im Januar 1995 eingeführt. Sie war als »fünfte Säule« der sozialen Sicherung, neben Kranken-, Renten-, Unfall- und Arbeitslosenversicherung gedacht. Die Pflegeversicherung sollte Schutz vor den finanziellen Folgen bei Pflegebedürftigkeit bringen. Dabei stand von vornherein nicht der Schutz der Pflegebedürftigen im Vordergrund, sondern es ging in erster Linie darum, die Kommunen, die zuvor fast alleine für diese sozialen Leistungen zuständig waren, zu entlasten. Bis dahin waren nur wenige Leistungen durch die Krankenkassen abgedeckt. Die restlichen Kosten, vor allem in der stationären Pflege, mussten dann meist über die Sozialhilfe erbracht werden. Ziel des damaligen Bundessozialministers Norbert Blüm war es, die ständig steigenden Kosten der Kommunen, die

Kosten für das Pflegepersonal einbezogen, durch Umverteilung zu senken.

Die Privatisierung der Pflege, die mit der Einführung der Pflegeversicherung einherging, war eine gewollte Veränderung der Pflegesparte. Bis zur Einführung der Pflegeversicherung gab es keine privat betriebenen Heime. Diese wurden entweder von den Kommunen oder den Wohlfahrtsverbänden betrieben.

Die Pflegeversicherung war von Anfang an als Teilkaskoversicherung geplant, die nur einen Teil der Heimkosten übernimmt. Der größere Teil sollte von den Heimbewohnern selbst getragen werden. Es ging bei der Einführung der Pflegeversicherung also vor allem um eine Umverteilung der Kosten von den Kommunen auf die Betroffenen. Anstatt die pflegebedürftigen Menschen zu entlasten, wurden diese durch die Privatisierung des Pflegemarktes und das Teilleistungsprinzip der Kassen noch mehr belastet. Das Solidarprinzip und das Sozialprinzip wurden abgeschafft. Die Heime wurden nicht mehr durch Mittel der Kommunen und somit durch Steuergelder finanziert, sondern durch die Pflegeversicherung und hauptsächlich durch die Bewohner selbst.

Wie auch bei Energieversorgung und Kommunikation wurde durch die Privatisierung ein gewinnorientierter Markt geschaffen. Dieses neue Spielfeld nahmen die großen Heimbetreiber mit Freude an (siehe Kapitel 4). Aber nicht nur bei den Betreibern steht das finanzielle und gewinnorientierte Denken im Vordergrund. Auch die Versicherungen und Kassen sind bestrebt, möglichst hohe Gewinne einzufahren.

Derzeit gibt es 148 gesetzliche Kassen und 44 private Krankenkassen. Außerdem gibt es fast noch mal so viele Pflegekassen. Das bedeutet, es gibt auch 192 Verwaltungen für die Krankenkassen und auch für die Pflegekassen. Die Zahl der Kassen hat sich in den letzten Jahren zwar deutlich reduziert. Der Grund dafür war aber meist der, dass durch Fusionen die Effektivität und die Rentabilität erhöht wurden. Bei jeder Kasse gibt es Aufsichtsräte, Manager, es gibt Versicherungsvertreter und noch viele andere Mitarbeiter, vom einfachen Sachbearbeiter bis zum Geschäftsführer. Sie alle verdienen Geld oder kosten Geld. Geld, das die Versicherten bezahlen. Geld, das in der Pflege und im Gesundheitssystem fehlt.

Die Mitarbeiter der Kassen sollen vor allem dafür sorgen, dass es Gewinne gibt und eventuelle Verluste sich in Grenzen halten. Deshalb versuchen die Krankenkassen und die Pflegekassen, wo es nur geht, Einsparungen vorzunehmen. Und wo kann eine Kranken- oder Pflegekasse sparen? Natürlich bei den kranken und pflegebedürftigen Menschen. Dazu wurden in der Vergangenheit auch verschiedene Möglichkeiten des Sparens vorgenommen. Bei den Krankenhäusern wurde die DRGs, die Diagnosis Related Groups, auf Deutsch die »diagnosebezogenen Fallgruppen« eingeführt. Das bedeutet, dass je nach Diagnose eine Fallpauschale bezahlt wird. Das führt dazu, dass die Kassen auch bei längeren Krankenhausaufenthalten nur die Fallpauschale zahlen, egal wie lange die Behandlung dauert. Dies wiederum veranlasst die Krankenhäuser, ihre Patienten so früh wie möglich aus den Krankenhäusern zu entlassen, egal wie weit der Gesundungsprozess vorangeschritten ist.

Deshalb werden auch Patienten oftmals entlassen, obwohl sie noch gar nicht gesund sind. Ausbaden müssen diese Zusatzbelastung die Heime, deren Bewohner aus dem Krankenhaus zurückgeschickt werden und noch nicht wirklich genesen sind.

Auch die Pflegekassen sparen an den Ausgaben, so gut es geht. Die pflegebedürftigen Menschen werden derzeit in drei Pflegestufen eingeteilt. Das bedeutet, dass die Pflegekassen in jeder Pflegestufe einen festen Betrag für den Heimaufenthalt zahlen müssen und somit keine weiteren Verpflichtungen oder Ausgaben haben. Die derzeitigen Sätze sind in der Pflegestufe eins 1 064,00 Euro, in der Pflegestufe zwei 1 330,00 Euro, in der Pflegestufe drei 1 612,00 Euro. Die Differenz zu den tatsächlichen Heimkosten müssen die Betroffenen selbst aufbringen. Die tatsächlichen Heimkosten werden von den Heimen mit den Kassen und den Bezirken verhandelt. Mit den fixen Kosten für die einzelnen Pflegestufen haben sich die Kassen jedoch aus der Finanzierung für bessere Pflege herausgelöst – egal wie hoch und wie teuer der eigentliche Pflegebedarf ist. Mehr Geld gibt es einfach nicht. Den Rest der Heimkosten muss der Bewohner selbst tragen. Klingt paradox, ist aber so.

Ganz nebenbei stellt sich die Frage, weshalb Heime überhaupt unterschiedlich viel kosten, schließlich haben alle Heime den gleichen Versorgungsvertrag mit den Pflegekassen. Das bedeutet, dass alle Heime auch die gleichen Pflegeleistungen erbringen müssen. Jetzt fragen Sie sich vermutlich, warum die verschiedenen Heime dann so unterschiedliche Preise haben. Genau diese Frage stelle ich mir auch immer wieder. Leider habe ich darauf keine Antwort. Ich kann dieses System nicht nachvollziehen. Ich zahle meinen Angestellten auch keine unterschiedlichen Gehälter für die gleiche Arbeit. Wenn alle Heime, gemäß den Versorgungsverträgen mit den Kassen, verpflichtet sind, die gleiche Leistung zu erbringen, dann könnte man davon ausgehen, dass die Kassen dann auch die gleichen Kosten festlegen.

Doch zurück zu den Pflegestufen. Um eine Pflegestufe zu bekommen, muss ein Antrag bei der zuständigen Kasse gestellt werden. Diese beauftragt den MDK dann, ein Gutachten zu erstellen, ob tatsächlich der Pflegebedarf so hoch ist, dass eine Pflegestufe erteilt wird. Seitens des MDK-Gutachters wird nun geprüft, welche pflegerischen Maßnahmen notwendig sind und welcher Zeitaufwand täglich für die Pflege notwendig ist. Dabei werden für die einzelnen pflegerischen Tätigkeiten wie Waschen, Anziehen oder Toilettengang, eine vorher bereits festgelegte Minutenzahl zugestanden. Der Mensch wird also in Minuten eingeteilt – ähnlich wie bei der Fließbandarbeit. Da werden die Arbeitsschritte auch von Zeitmanagern vorgegeben, die bestimmen, wie viel Zeit ein Arbeiter für einen Arbeitsschritt brauchen darf. Nur mit dem feinen Unterschied: Bei der Pflege geht es um Menschen und nicht um Maschinen.

Dass die Kassen natürlich kein großes Interesse haben, den pflegebedürftigen Menschen schnell in eine höhere Pflegestufe einzustufen, liegt wohl auf der Hand. Je niedriger die Pflegestufe, umso geringer die Ausgaben für die Pflegekassen.

Ebenfalls gespart wird bei der Personalbemessung. Der Personalschlüssel wird von den Trägern auf Länderebene mit den Kassen verhandelt. Es gibt keine bundeseinheitliche gesetzliche Vorschrift über den Personaleinsatz. Deshalb ist der Personalschlüssel auch von Bundesland zu Bundesland verschieden. Die Politik stiehlt sich dabei aus der Verantwortung und verweist auf die Pflegeselbstverwaltung. Diese setzt sich aus Vertretern der Kassen einerseits und den Leistungserbringern, also Trägervertretern der Caritas, der Diakonie, der Arbeiterwohlfahrt, des Deutschen Roten Kreuzes, des Paritätischen Wohlfahrtsverbandes, der Zentralwohlfahrtsstelle der Juden in Deutschland und dem Bundesverband privater Anbieter sozialer Dienste zusammen. Und diese vereinbaren bei den Pflegesatzverhandlungen auf Länderebene unter anderem auch den Personalschlüssel – und je niedriger dieser ist, desto besser ist das natürlich für die Kassen. Hier kommen zudem noch die Bezirke ins Spiel. Da die Bezirke als Sozialhilfeträger einspringen, wenn die Rente für die Heimkosten nicht ausreicht, sind auch diese bestrebt, den Schlüssel niedrig zu halten. Würde dabei ein höherer Personalschlüssel verhandelt werden, dann müssten alle Beteiligten auch mehr Geld investieren. Die Kassen müssten mehr bezahlen und die Heime die Gewinne reduzieren, damit die Heimkosten nicht explodieren.

Übrigens hat diese Regelung zur Folge, dass reichere Länder wie Bayern einen besseren Personalschlüssel haben als vergleichsweise arme Bundesländer. Somit sind in Deutschland doch nicht alle Menschen gleich. Zumindest nicht, wenn sie pflegebedürftig werden.

Und weil die Kassen mit dem jetzigen System gut fahren, sind auch sie nicht bestrebt, etwas Grundlegendes zu ändern. Womit wir wieder bei unseren Heimkontrollen wären. Die Kassen haben kein Interesse die Missstände, die Manipulationen der Pflegedokumentationen und Misswirtschaft durch offizielle Berichte zu erfahren. Denn dann müssten auch sie handeln und mehr Geld in die Hand nehmen.

Ab 2017 ändern sich die Einstufungen der Pflegebedürftigkeit. Anstatt drei Pflegestufen gibt es in Zukunft fünf Pflegegrade. Der Höchstbetrag, den die Pflegekassen bezahlen, beträgt in Pflegestufe drei derzeit 1 612,00 Euro. Ab 2017 gibt es für den Pflegegrad 5 2 005 Euro und für den Pflegegrad 4 1 774,00 Euro. Für den Pflegegrad 3 gibt es 1 262,00 Euro und für den Pflegegrad 2 noch 770,00 Euro. Wer aber nun denkt, es wird sich etwas zum Positiven verändern, der wird bald eines Besseren belehrt werden. Die pflegebedürftigen Menschen, die bisher die Pflegestufe drei bekommen haben, werden zukünftig nach dem neuen Begutachtungssystem in die Pflegegrade 4 und 5 eingestuft. Das hört sich erst einmal nach mehr Geld an – und damit einer besseren Pflege. Weil aber in der Pflegestufe drei der Personalschlüssel in Bayern bisher 1:1,9 war (also für 1,9 Bewohner eine Pflegekraft), jedoch der für den Pflegegrad 4 nur noch 1:2,17 ist, heißt das, dass es vor allem eines weniger geben wird: Personal. Darüber hinaus werden bei der Einstufung in die Pflegegrade die alten Menschen vor allem herabgestuft. Es werden zwar teilweise auch Menschen aus Pflegestufe zwei in den Pflegegrad 4 eingestuft, aber nur die wenigen mit eingeschränkter Alltagskompetenz. Der Rest aus Pflegestufe zwei kommt in Pflegegrad 3. Für die hohen Pflegegrade zahlen die Kassen in Zukunft mehr. Gespart wird bei den niedrigen Pflegegraden, für welche die Heime weniger Geld bekommen. Und das heißt für die Kassen: niedrigere Kosten.

Zusammengefasst bedeutet dieses neue System der Einstufung in fünf Pflegegrade, dass insgesamt der Personalschlüssel sinkt und in Zukunft noch weniger Personal zur Verfügung steht. Außerdem gilt für die Zukunft, dass mit geringerem Pflegebedarf der Einzug in ein Heim noch teurer wird.

Letzteres ist vor allem auch deshalb der Fall, weil nach den neuen Vorschriften die Heime ihre Kosten so kalkulieren und verteilen müssen, dass alle Heimbewohner, egal wie pflegebedürftig sie sind und welchen Pflegegrad sie bekommen, den gleichen Eigenanteil zahlen müssen. Das hat zur Folge, dass die stark pflegebedürftigen Heimbewohner entlastet werden und weniger bezahlen müssen, was sicherlich gut ist. Die Bewohner in den unteren Pflegegraden bezahlen dadurch aber deutlich mehr. Damit wird erreicht, dass die Pflege für die noch nicht so pflegebedürftigen Menschen im Heim noch teurer wird und die Zahl derer, die sich einen Heimaufenthalt nicht mehr leisten können, steigt. So werden sich viele pflegebedürftige Menschen noch länger überlegen, ob sie in ein Heim gehen. Das Eintrittsalter wird steigen und in den Heimen werden nur noch schwerstpflegebedürftige Menschen wohnen. Die zukünftigen Heimbewohner sind dann nur noch Intensivpflegefälle, wodurch die Belastung des Pflegepersonals weiter steigen wird.

An dieser Stelle möchte ich kurz ein paar Worte zur Pflege daheim sagen. Die meisten Menschen, auch ich, haben den Wunsch, solange wie möglich zu Hause zu bleiben. Der

Wunsch ist umso verständlicher, als die Pflege in den Pflegeheimen heutzutage so ein schlechtes Image hat, dass die meisten Menschen Angst vor einem Heimaufenthalt haben. Diese Angst wird durch die Berichte in den Medien auch noch verstärkt. Die Skandale, über die ständig berichtet wird, sind auch tatsächlich passiert, und die Dunkelziffer skandalöser Pflege ist wohl deutlich höher.

Aber die Pflege zu Hause, die immer als das Erstrebenswerte dargestellt wird, ist manchmal noch schlimmer als ein Aufenthalt in einem Heim. Das hat mehrere Gründe. Es gibt alte, pflegebedürftige Menschen, die keine Angehörigen mehr haben. Die Großfamilien, die sich um ihre Eltern gekümmert haben und in denen die Pflege auf mehreren Schultern verteilt wurde, gehören der Vergangenheit an. Selbst wenn Kinder da sind, leben diese oft in anderen Städten oder haben wegen beruflicher Verpflichtungen häufig keine Zeit, sich ausreichend um ihre Angehörigen zu kümmern. Deswegen nimmt die Zahl derer immer mehr zu, die spätestens nach dem Tod ihrer Ehepartner alleine zu Hause vor sich hin vegetieren. Ihre einzige Abwechslung neben dem Fernsehapparat ist der Pflegedienst, der vielleicht zweimal täglich vorbeischaut, um die Einnahme der Medikamente zu überwachen oder eine andere Pflegeleistung zu erbringen. Da auch die ambulanten Pflegedienste einem enormen Zeitdruck ausgesetzt sind, oft noch stärker als in den Heimen, bleibt für ein nettes Gespräch dann meist keine Zeit. Dabei wäre ein liebevolles »Kümmern« genauso wichtig wie die eine oder andere Pflegeleistung.

Deshalb kommt es immer wieder vor, dass Menschen, die vorher unter keinen Umständen in ein Heim wollten, nach dem Einzug in ein solches aufblühen. Sie haben plötzlich wieder Menschen um sich. Sie werden rund um die Uhr versorgt und essen und trinken wieder regelmäßig. Sie werden wieder als Mensch wahrgenommen.

Doch auch für die Angehörigen kann es sinnvoller sein, ein gutes Heim für ihre pflegebedürftigen Verwandten zu suchen. Denn sie sind, gerade wenn sie berufstätig sind, häufig mit der Situation überfordert. Anstatt sich nach der Arbeit auszuruhen, geht es dann erst richtig los. Am Anfang ist die Pflege eines Elternteils noch machbar, vor allem wenn der Ehepartner noch lebt und man nur unterstützend tätig werden muss. Mit zunehmendem Alter nimmt die Pflegebedürftigkeit jedoch zu. Der Zeitaufwand wird immer größer und nicht selten leiden dann die eigenen Kinder und der Ehepartner unter dieser Last. So weiß ich von Fällen, bei denen die zeitraubende Pflege der Eltern zur Trennung der Kinder von ihren Partnern geführt hat.

Aber auch pflegende Ehepartner gelangen immer wieder an ihre Grenzen. Gerade wenn neben den körperlichen Gebrechen auch noch eine Demenz hinzukommt. Diese kommt schleichend daher. Anfängliches Vergessen steigert sich im Laufe der Zeit zum völligen Verlust des Geistes. Die Pflege wird immer intensiver. Gerade bei einer weit fortgeschrittenen Demenz kann man den Betroffenen nicht mehr alleine lassen. Aus Angst, er könnte sich oder andere gefährden. Aus Angst, er könnte weglaufen und nicht mehr zurückfinden. Aus Angst, er könnte einen Brand verursachen und vieles mehr. Deshalb wird die Pflege eines solchen Menschen zum 24-Stunden-Job, sieben Tage die Woche und das über das ganze Jahr.

Schon mehrfach saßen überlastete Angehörige bei mir im Büro und sind unter Tränen zusammengebrochen. Sie waren psychisch und physisch am Ende ihrer Kräfte, weil sie bei der Pflege über das erträgliche Maß schon längst hinausgegangen waren. Sie hatten versucht, den Einzug in ein Heim zu vermeiden, bis es fast schon zu spät war. Nicht zu spät für den Pflegebedürftigen, sondern zu spät für den Pflegenden.

Und in all diesen Fällen sind die Pflegenden nach der Entscheidung für ein Heim wieder aufgeblüht. Sie konnten nach Monaten oder sogar Jahren das erste Mal wieder ruhig schlafen, ohne vom Partner gestört zu werden. Sie konnten wieder das Haus verlassen und ohne Zeitdruck ihre Besorgungen erledigen, und sie konnten wieder soziale Kontakte pflegen.

Ich habe auch Angehörige erlebt, die mir unter Tränen und Schuldgefühlen gestanden haben, dass sie ihren Ehepartner angeschrien und sogar geschlagen haben, obwohl sie über Jahrzehnte verheiratet waren und sich geliebt haben. Auch das ist nichts Ungewöhnliches, wenn Menschen so überfordert und am Ende ihrer Kräfte sind. Sogar mir ist es schon passiert, dass ich meiner Mutter gegenüber, die inzwischen auch an Demenz leidet, einen aggressiven Ton angeschlagen habe, und das, obwohl ich es doch besser wissen müsste. Aber über etwas zu reden oder selbst mit diesem Problem konfrontiert zu sein, sind eben zwei ganz unterschiedliche Dinge. Deshalb rate ich allen, die nicht selbst betroffen sind, sich mit Kritik und guten Ratschlägen zurückzuhalten.

Übrigens: Im privaten Bereich gibt es überhaupt keine Kontrollen, wie mit den alten Menschen umgegangen wird.

Selbst wenn, wie im vorigen Kapitel geschildert, die derzeitigen Heimkontrollen noch eine eher stumpfe Waffe sind, so können sich Heime doch nicht alles erlauben. Ganz anders in der häuslichen Pflege, in der häufig skandalöse Zustände anzutreffen sind. Kein Wunder – schließlich sind die Pflegenden Laien. Pflegefehler wie Wundliegen sind deshalb hier an der Tagesordnung. Die Dunkelziffer ist dabei wohl sehr hoch. Wer kontrolliert schon, ob ich meine Mutter den ganzen Tag in einem Zimmer wegsperre und sie weder gute medizinische Versorgung noch ausreichend Essen und Trinken bekommt. Ich möchte hier nichts unterstellen, aber schon zu bedenken geben, dass es nicht nur in Heimen skandalöse Zustände gibt. Manchmal ist ein Heim einfach die wesentlich bessere Lösung.

Für die Pflegekassen hat diese Entwicklung, dass nur schwerstpflegebedürftige Menschen ins Heim kommen, den positiven Effekt, dass weniger pflegebedürftige Menschen ins Heim gehen und die Ausgaben der Kassen für die Heimunterbringung sinken. Ausbaden müssen dieses Geschenk an die Kassen die pflegebedürftigen Menschen und deren Angehörigen. Sie pflegen dann nämlich so lange, bis sie psychisch und physisch am Ende sind, außer sie haben genügend Geld und können sich das Pflegeheim schon zu einem frühen Zeitpunkt leisten. Pflege wird also in Zukunft ein Zwei-Klassen-System.

Doch für derartige Missstände sind natürlich nicht nur die Kassen verantwortlich – sie sorgen jedoch durch intensive Lobbyarbeit dafür, dass vermeintliche Segnungen wie die Pflegestärkungsgesetze des Bundesministers für Gesundheit, Herrn Gröhe, in Deutschland zum Tragen kommen.

Er stellt sich vor die Kameras und beweihräuchert sich damit. »Ambulant vor Stationär« gilt als Zauberformel und klingt zunächst auch richtig gut. Die Realität sieht allerding anders aus.

Nach den Pflegestärkungsgesetzen gibt es im ambulanten Bereich tatsächlich mehr finanzielle Zuschüsse für bestimmte ambulante Leistungen. Die Möglichkeiten, Geld von den Kassen für entsprechende pflegerische Maßnahmen zu bekommen, haben sich nach dem Gesetz so erhöht, dass man theoretisch in der ambulanten Pflege mehr Geld zur Verfügung gestellt bekommt als für die Heimunterbringung. So kann beispielsweise ein pflegender Angehöriger, der überlastet ist und Urlaub benötigt, für den zu pflegenden Menschen bis zu sechs Wochen Verhinderungspflege beantragen. Ähnlich großzügig ist das Gesetz bei der Kurzzeitpflege. Klingt doch gut. Doch versuchen Sie einmal, einen Kurzzeitpflegeplatz oder einen Platz für Verhinderungspflege zu finden. Zur richtigen Zeit einen solchen Platz zu bekommen, gleicht einem Lotteriegewinn.

Warum es kaum noch Heime gibt, die Kurzzeitpflege anbieten, liegt an der Finanzierung. Kurzzeitpflegeplätze stehen nämlich deutlich länger leer als Plätze, die an Bewohner vergeben werden, die auf Dauer im Heim wohnen. Auch bei Leerständen in der Kurzzeitpflege muss das Heim entsprechend Personal vorhalten, für den Fall, dass ein solcher Platz plötzlich benötigt wird.

Hinzu kommt noch, dass bei diesen Bewohnern, die teilweise nur eine Woche ins Heim kommen, das gleiche Aufnahmeprozedere anfällt, wie bei den Bewohnern, die dauerhaft im Heim wohnen. Dokumentationen müssen angelegt,

Risikoeinschätzung und vieles mehr muss durchgeführt werden, wie bei einem Bewohner, der auf Dauer ins Heim einzieht. Außerdem brauchen Bewohner, die neu in ein Heim einziehen, eine intensivere Betreuung, bis sie sich eingelebt haben. Und das sind jetzt nur die grundsätzlichsten Probleme. Dieser erhöhte Aufwand wird aber von den Kassen nicht refinanziert. Das hat inzwischen dazu geführt, dass in Augsburg nur noch ein Heim Kurzzeitpflege anbietet und die Zahl der Betten sich auf zehn reduziert hat. Auch andere Regionen haben diese Probleme. Teilweise können freie Plätze auch deshalb nicht belegt werden, weil der Personalmangel bereits so groß ist, dass Heime kein Pflegepersonal bekommen und deshalb mit einem Aufnahmestopp belegt werden.

Außerdem ist es für manches Heim wirtschaftlich lukrativer, Pflegeplätze leer stehen zu lassen, als diese mit Kurzzeitpflege zu belegen. Die Not mancher Angehöriger, die einen Urlaub gebucht haben oder die einfach so überlastet sind, dass sie nicht mehr können, ist inzwischen so groß, dass sie ihre Angehörigen in die Notaufnahme eines Krankenhauses bringen, obwohl diese dort falsch aufgehoben sind. Das wiederum führt bereits dazu, dass die Bezirkskrankenhäuser, die sich um psychisch kranke Menschen kümmern müssen, so überlastet und überfüllt sind, dass sie die an Demenz leidenden älteren Menschen auf Stationen unterbringen müssen, die dafür überhaupt nicht geeignet sind. Die Krankenhäuser haben nun das Problem, dass sie Patienten, die sie entlassen müssten, für die sie aber keinen Kurzzeitpflegeplatz finden und für die zu Hause keine Betreuung vorhanden ist, nicht einfach vor die Tür setzen können. Für solche Menschen zahlen die Kassen nicht mehr. Also wird der weitere Krankenhausaufenthalt den Betroffenen in Rechnung gestellt. Diese Kosten werden auch durch die neuen Gesetze nicht abgedeckt. Durch diese Praxis sind nicht nur die Pflegebedürftigen, sondern auch die Pflegenden zum Notfall geworden.

Auch bei mir im Büro waren schon völlig verzweifelte Angehörige, die sich um ihre dementen und pflegebedürftigen Verwandten kümmern mussten. Die einen hatten einen Urlaub gebucht und wussten nicht, wohin mit dem Vater. Die anderen wurden vom Krankenhaus in Kenntnis gesetzt, dass ihre Angehörigen in vier Tagen entlassen werden. Ich rate diesen verzweifelten Menschen dann immer, ihre Angehörigen ins Ministerium zu fahren und dort abzustellen, damit die Politiker merken, dass der Pflegenotstand schon bittere Realität ist und das System bereits kollabiert. Leider macht das aber aus verständlichen Gründen niemand.

Die Kassen sparen sich dank Herrn Gröhe so Millionen und das auf dem Rücken der Pflegebedürftigen und deren Angehörigen, die eigentlich durch die schönen neuen Gesetze angeblich entlastet werden.

Doch das waren nur Beispiele dafür, wie es die Kassen immer wieder schaffen, auf politischer Ebene ihre finanziellen Interessen durchzusetzen – und dabei das Ganze noch so aussehen zu lassen, als wäre das eine unglaubliche Verbesserung für die Menschheit.

Für mich als Heimleiter wird es besonders schwierig, wenn die finanziellen Interessen der Kassen mir meine tägliche Arbeit erschweren oder sogar mit dem von mir an erste

Stelle gesetzten Wohl meiner Bewohner kollidieren. Situationen, in denen die Kassen sich dem Wohlergehen der alten Menschen gezielt in den Weg stellen. Ein Beispiel dafür sind die Regressforderungen.

Es gibt einen Satz bzw. eine Frage, die wohl zu einer der meist gestellten Fragen der Heim- und Pflegedienstleitungen zählt. Die Frage lautet: »Haben Sie das dokumentiert?« Denn nicht nur der Pflege-TÜV verlangt eine eher zu umfangreiche Dokumentation, sondern auch die Tatsache, dass die Heime bei den Kassen zum Teil unter Generalverdacht stehen, wenn es zu Verletzungen oder bestimmten Krankheiten bei den Bewohnern kommt. Um finanzielle Forderungen bei einem eingetretenen Schaden gegen die Heime zu stellen, gibt es bei den Kassen nämlich speziell geschulte Mitarbeiter und Juristen. Oder soll man sagen Geldeintreiber? Sie sollen prüfen, ob es irgendeine Möglichkeit gibt, Gelder für Behandlungen zurückzufordern.

Es ist einleuchtend, dass die Kassen nicht bereit sind, für schuldhafte Pflegefehler zu bezahlen. Wenn ein Bewohnern einen Dekubitus bekommt, weil das Heim aus Kostengründen zu wenig Personal hat und der Betroffene nicht wie vorgeschrieben mobilisiert und umgelagert wurde, dann soll das Heim auch für die entstandenen Kosten aufkommen. Da wird wohl niemand widersprechen. Gleiches gilt für Stürze und andere Ereignisse, die eine Behandlung durch einen Arzt oder im Krankenhaus nach sich ziehen und auf grobe Fehler durch Personaleinsparungen zurückzuführen sind.

Doch die Art der Regressierungen hat Formen angenommen, die nicht mehr nachvollziehbar sind. Ein Problem dabei ist, dass die Überprüfungen, ob ein Pflegefehler vorliegt, meist erst Monate später, oder wie ich selbst erlebt habe, erst nach Jahren stattfinden. Vor allem bei Stürzen, die eine ärztliche Behandlung oder einen Krankenhausaufenthalt nach sich ziehen, ist es schon die Regel, dass irgendwann ein Regressanspruch seitens der Krankenkasse der betroffenen Person gegen das Heim bzw. gegen dessen Haftpflichtversicherung gestellt wird. Manchmal ist die betroffene Person zum Zeitpunkt der Regressforderungen sogar schon verstorben. Wehe, wenn dann nicht alles genauestens dokumentiert wurde. Oder wehe, wenn die Pfleger und Pflegerinnen, die sowieso schon überlastet sind und im Akkord arbeiten müssen, nicht an alle erdenklichen Möglichkeiten gedacht haben, die einen Sturz hätten verhindern können. Wehe, wenn nicht alle durchgeführten Maßnahmen und Fallbesprechung dokumentiert wurden. Dann schlagen die Kassen und deren speziell geschulten Mitarbeiter gnadenlos zu. So bekamen wir zum Beispiel etwa zwei Jahre später, nachdem ein Bewohner gestorben war, eine Regressforderung wegen eines Dekubitus und dessen Behandlungskosten. Die Person war nach einem Krankenhausaufenthalt mit einem solchen Dekubitus zurück ins Heim gekommen. Es kam damals sogar zu einem Gespräch mit der zuständigen Stationsleitung des Krankenhauses. Leider war von der Pflegekraft, die den Bewohner wieder in Empfang genommen hatte, das Entstehen des Dekubitus im Krankenhaus nicht richtig dokumentiert worden. Das führte dann dazu, dass unsere Versicherung für den Pflegefehler des Krankenhauses geradestehen musste – wobei ich hier gar nicht die Krankenhäuser angreifen möchte. Die haben nämlich die gleichen Probleme mit zu wenig Personal wie die Heime. Auch dort sind die Kassen nicht bereit, mehr finanzielle Mittel für eine bessere Besetzung zur Verfügung zu stellen.

Im Gegensatz zu den Pflegern und Pflegerinnen, die stets unter Zeitdruck arbeiten, haben die juristisch geschulten Kassenvertreter alle Zeit, die sie brauchen, um die Dokumentationen aufs Genaueste zu untersuchen. Und wenn dabei nur der kleinste Fehler entdeckt wird, dann kann die Heimleitung nur hoffen, dass sich die Pflegekräfte nach so langer Zeit noch an das eine oder andere Detail erinnern, um die Vorwürfe der Kassen und die daraus resultierenden Regressforderungen zu entkräften.

Viele Pflegefehler passieren übrigens einfach nur deshalb, weil auch gut geführte Heime zu wenig Personal haben. Dieselben Kassenvertreter, die sich bei Pflegesatzverhandlungen aus Kostengründen weigern, den Personalschlüssel zu erhöhen, werfen den Heimen vor, schlecht zu pflegen. Auch dies ist übrigens ein Grund, warum große Heime eine Pflegekraft aus der eigentlichen Pflege abziehen und nur noch zur »Pflege« der Dokumentationen einsetzen – die Versorgung der Bewohner macht das nicht besser.

Angesichts der Klagewut der Kassen ist es nicht nachvollziehbar, dass diese andererseits nicht bereit sind, präventive Maßnahmen, wie etwa eine sinnvolle Sturzprophylaxe, zu bezahlen.

Eine sinnvolle Maßnahme zur Sturzprophylaxe ist zum Beispiel der Einsatz von Hüftprotektoren. Es handelt sich dabei um Hosen, die an den Hüften spezielle Taschen haben, in welche dann Hartschaumpuffer eingesetzt werden. Solche Hosen haben den Vorteil, dass sie bei einem Sturz die

Möglichkeit eines Oberschenkelhalsbruches auf ein Minimum reduzieren. Zwei solche Hosen kosten nicht einmal 100 Euro. Im Falle eines Oberschenkelhalsbruches kommen dagegen schnell mal Kosten bis zu 15 000 Euro zusammen. Warum die Kassen so agieren, lässt sich mit normalem Menschenverstand nicht erklären. Vermutlich ist der Grund die Trennung von Kranken- und Pflegekassen. Krankenkassen weigern sich, für Prophylaxen zu zahlen, und die Pflegekassen fühlen sich dafür nicht zuständig.

In gewisser Weise steckt aber wohl auch eine Methodik hinter diesem Verhalten. Die Kassen gehen nämlich davon aus, dass die Heime aus Angst vor Regressforderungen oder die Angehörigen aus Sorge um die Gesundheit ihrer Verwandten diese Prophylaxen selbst bezahlen. Wenn nicht, wird es den Heimen als Pflegefehler ausgelegt, nicht alles Erdenkliche unternommen zu haben, und es besteht die Möglichkeit für die Krankenkasse, die Kosten für den Oberschenkelhalsbruch zu regressieren. So ist es nicht verwunderlich, dass so manches Heim und so manche Pflegekraft zur Vermeidung von Stürzen und dem daraus resultierenden Ärger und Unannehmlichkeiten lieber einmal zu viel fixiert als einmal zu wenig. Und bei richtiger Argumentation werden solche Fixierungen auch durch das Vormundschaftsgericht genehmigt. Man muss nur die Dokumentation entsprechend führen und die für eine Fixierungsgenehmigung notwendigen Eintragungen machen. Allerdings hat sich, was Fixierungen anbelangt, schon einiges zum Besseren verändert. Gerichte und Rechtspflege schauen genauer hin, bevor sie einer Fixierung zustimmen. Seit einigen Jahren gibt es die Initiative »Werdenfelser Weg«. Der

Werdenfelser Weg ist ein verfahrensrechtlicher Ansatz im Rahmen des geltenden Betreuungsrechts, um die Anwendung von Fixierungen und freiheitsentziehenden Maßnahmen wie Bauchgurte, Bettgitter, Vorsatztische in Pflegeeinrichtungen zu reduzieren.

Doch zurück zu den Regressforderungen der Krankenkassen. Wie krank dieses System ist, wird an folgendem Beispiel deutlich, das ich selbst erlebt habe. Ein Bewohner, der schon an einer weit fortgeschrittenen Demenz erkrankt war, baute nicht nur geistig immer weiter ab, sondern auch körperlich. Seine geistige Verwirrtheit hatte ein derartiges Ausmaß erreicht, dass er nicht mehr in der Lage war, selbstständig zu essen. Er hatte einfach vergessen, wie es geht. Auch seine Bewegungen wurden unsicherer, was auch sein Gehen immer schwieriger machte. In einer Fallbesprechung zusammen mit seiner Ehefrau wurden verschiedene Möglichkeiten erörtert. Die für unser Heim sicherste Möglichkeit wäre eine Fixierung gewesen. Er hätte nicht mehr selbstständig aufstehen können, und somit wäre die Gefahr eines Sturzes ausgeschlossen worden. Eine Fixierung stellt aber wohl die schlimmste Form der Freiheitsberaubung dar und sollte deshalb nur angewandt werden, wenn es tatsächlich keine andere Möglichkeit mehr gibt. Ab und zu muss man sich zur Wahrung der Menschenwürde als Heimleiter eben auch mit den Kassen herumschlagen. Ich würde für mich selbst lieber Stürze mit Verletzung in Kauf nehmen, als im Bett oder am Stuhl festgebunden zu sein.

Bei diesem Bewohner kamen wir dann zu der Überzeugung, dass die Sturzgefahr zwar vorhanden, aber noch nicht so groß war. Die beste und einfachste Lösung schien daher ein Textilhelm zu sein. Die Ehefrau beantragte daraufhin bei der Krankenkasse die Kostenübernahme für diesen Textilhelm und begründete dies auch entsprechend.

Von der Kasse wurde der Ehefrau mit einem Schreiben mitgeteilt, dass die Anfrage an den Medizinischen Dienst der Krankenversicherungen (MDK) weitergegeben worden sei. »Dort arbeiten Fachärzte, die mit ihrem Wissen und ihren Erfahrungen für Sie die medizinisch besten Entscheidungen treffen.« Eine Begutachtung vor Ort fand nie statt. Nicht einmal die Dokumentation des Bewohners wurde genauer analysiert. Trotzdem wurde der Antrag kurz darauf abgelehnt. Die Begründung war folgende: »Der MDK hat bei seiner Prüfung festgestellt, dass eine erhebliche Sturzgefahr nicht zu sehen ist.«

Zwei Tage bevor dieses zweite Schreiben verfasst wurde, stürzte der Bewohner dann tatsächlich und zog sich bei diesem Sturz eine Platzwunde am Kopf zu. Diese Wunde musste im Krankenhaus genäht werden, was entsprechende Kosten verursachte.

Es kam wie erwartet. Kurz darauf meldete die gleiche Versicherung bei uns einen Regressanspruch wegen des Sturzes und der daraus resultierenden Behandlungskosten in Höhe von 767,96 Euro an.

Diesen habe ich dann mit leichter Ironie zurückgewiesen und dem Sachbearbeiter Folgendes mitgeteilt: »Außerdem darf diesbezüglich auf das von Ihrer Kasse beim MDK in Auftrag gegebene MDK-Gutachten verwiesen werden. Sie teilten in dem Schreiben selbst mit, dass dort Fachärzte arbeiten, die mit Wissen und Erfahrung die medizinisch beste Entscheidung treffen ...«

Fast könnte man über diesen Vorgang lachen, wenn es nicht um hilflose Menschen ginge, die für die Kassen nur noch ein Bilanzobjekt darstellen. Der Wert des Menschen wird seitens der Kassen offensichtlich nur noch daran gemessen, was er kostet oder was man mit diesem verdienen kann.

8

Auf beiden Augen blind
Das Versagen der Strafverfolgungsbehörden

Doch tun wir doch noch einmal einen Schritt zurück und begeben wir uns hinaus aus dem Wald rechtlicher Streitigkeiten.

Nicht nur die Heimaufsicht und der MDK sind wirkungslose Prüfinstanzen, die bisher nicht dazu beigetragen haben, eine Verbesserung der Heimsituation zu bewirken. Viel schlimmer ist in meinen Augen die Erkenntnis, dass die Strafverfolgungsbehörden, was Straftaten rund um die Pflege angeht, nicht nur auf einem Auge blind sind. Engagierte Organisationen, die sich für bessere Pflege einsetzen, berichten immer wieder von Fällen, bei denen die Staatsanwaltschaft Verfahren im Hinblick auf Pflegeskandale, die zur Anzeige gebracht worden waren, einfach einstellten. So zum Beispiel auch im Fall des Pflegeheims Schloss Gleusdorf. Bereits im Mai und im Juni 2016 waren zwei Strafanzeigen wegen Misshandlung von Schutzbefohlenen gegen das Heim eingegangen. Für die Strafverfolgungsbehörden war das offensichtlich noch kein Grund zum Einschreiten. Es musste erst ein Bewohner sterben, bis die Behörden endlich eingriffen und entsprechende Maßnahmen wie Durchsuchungsbeschlüsse und Haftbefehle erließen.

Es stellt sich für mich wieder die Frage, warum die Strafverfolgungsbehörden dem Treiben über Monate tatenlos zugesehen haben. Die einzige Entschuldigung, die ich eventuell noch gelten lasse, ist die Tatsache, dass die Polizei und die Staatsanwaltschaft bei den Ermittlungen in der Pflegebranche überfordert sind. Pflege ist ein so komplexes Thema, dass nur Insider wissen, wie und wo man hinschauen muss, um Verfehlungen zu erkennen. Um in der Pflegebranche zielgerichtet ermitteln zu können, bedarf es einer besonderen Schulung. Deshalb habe ich auch schon die Einsetzung eines Pflegebeauftragten, ähnlich einer Frauenbeauftragten, bei der Polizei gefordert. Diese Forderung verhallte jedoch ungehört.

Andere mögliche Gründe für das Versagen der Strafverfolgungsbehörden wären weniger schmeichelhaft. Wegschauen im Namen des Volkes? Oder Wegschauen im Namen der Politik? Sind hier im Hintergrund vielleicht mächtige Personen und Lobbyisten tätig, die entsprechende strafrechtliche Verfolgung verhindern? Ich will hier keine Verschwörungstheorien schüren. Ich wundere mich nur über bestimmte Vorgänge. Deshalb habe ich auch ein eigenes Kapitel einigen Politikern gewidmet. Dort zeige ich auf, wie »unabhängig« diese Politiker in ihren Entscheidungen in Sachen Gesundheit und Pflege sind (Kapitel 9).

Aber zurück zu den Verfolgungsbehörden. Ich möchte zwei Fälle schildern, die ich selbst erlebt habe und die ich so nicht für möglich gehalten hätte. Der erste stammt aus dem Jahr 2008. Diesen habe ich selbst zur Anzeige gebracht und fand mich dann plötzlich wegen Verleumdung der Kriminalpolizei Augsburg selbst als Beschuldigter vor Gericht wieder.

Der zweite Fall ist erst etwa zwei Jahre her und zeigt, mit welchen Mitteln eine Strafverfolgung unterbunden wird.

Ende 2007 oder Anfang 2008 kam eine meiner examinierten Pflegerinnen zu mir ins Büro und teilte mir mit, dass sie beabsichtige, bei uns zu kündigen, um eine Stelle in einem anderen Heim anzutreten. Der Grund für den Wechsel war nicht etwa, dass es ihr in unserem Heim nicht mehr gefallen hätte, sondern das Versprechen eines deutlich höheren Gehalts. Etwa zwei oder drei Monate nach ihrem Wechsel rief mich diese Pflegekraft an und bat um ein persönliches Gespräch. Was sie mir bei diesem Gespräch mitteilte, war haarsträubend. Sie erzählte, dass in ihrem neuen Heim zu wenig Personal vorhanden sei. Auf den Dienstplänen war jedoch alles korrekt. Es standen laut ihrer Aussage aber Pfleger und Pflegerinnen auf den Dienstplänen, die es entweder gar nicht gab oder die nie anwesend waren. Sie schilderte unglaubliche Zustände, zu wenig bis schlechtes Essen und Trinken, Mäusekot in der Küche, verdreckte Bewohnerzimmer und Bäder. Schmutzige und kaputte Betten. Löcher in den Wänden und vieles mehr. Ihre Aussagen untermauerte sie noch mit einer Vielzahl von Bildern, die sie heimlich gemacht hatte. Auf einem dieser Bilder war unter anderem das kaputte Bett eines Bewohners zu sehen, unter das leere Bierkisten zur Stabilisierung gestellt worden waren. Andernfalls wäre es vermutlich zusammengebrochen.

Ich fasste die ganzen Vorkommnisse und die strafrechtlich relevanten Tatbestände zusammen und ließ diese der Kriminalpolizei Augsburg zusammen mit den Bildern zukommen. Außerdem begleitete ich die Pflegekraft zur Zeugenvernehmung und machte den sachbearbeitenden Beamten darauf aufmerksam, wo er am besten ansetzen könne, um gegen diese Missstände vorzugehen und gerichtsverwertbares Material zu sammeln. Die Pflegekraft gab dem Kriminalbeamten dann noch Namen, die er als Zeugen im Vorfeld vernehmen könnte und auch die Namen derjenigen, die den Betreiber warnen könnten.

Als weitere Maßnahmen verständigte ich den MDK und fuhr zusammen mit der Pflegekraft sogar zu deren Hauptsitz nach München, um vor Ort die nicht hinnehmbaren Geschehnisse zu schildern. Auch dort wurden die vorhandenen Beweisfotos abgegeben. Ich bat dann noch die zuständigen MDK-Mitarbeiter, sich mit der Kripo Augsburg in Verbindung zu setzen und mit Maßnahmen zu warten, bis die polizeilichen Ermittlungen so weit gediehen waren, dass kein Beweismaterial beiseite geschafft werden konnte. Ich war nämlich zu diesem Zeitpunkt davon ausgegangen, dass seitens der Kriminalpolizei ein Durchsuchungsbeschluss erwirkt werden würde mit dem Ziel, Beweismaterial wie gefälschte Dienstpläne, verfälschte Dokumentationen und anderes gerichtsverwertbares Material sicherzustellen. So hätte meiner Meinung nach eine sinnvolle Ermittlung ausgesehen.

Aber was geschah? Der ermittelnde Kriminalbeamte, der zufälligerweise mit dem Heimleiter auf Du und Du war, lud als Erstes eine gute Freundin von diesem als Zeugin. Ich muss hier darauf hinweisen, dass ihm bekannt war, dass es sich um eine Freundin des Heimleiters gehandelt hat. Es war also kein Versehen. Jeder, der einigermaßen bei Verstand ist, kann sich denken, was dann passierte. Diese Freundin ging natürlich sofort in das besagte Heim und warnte den Heimleiter.

Es kam dann nach längerer Zeit auch zu einem Strafverfahren und der Heimleiter wurde auch verurteilt. Gegenstand der Verhandlung war aber nur das Vorenthalten von Sozialabgaben, weil er über Jahre einen Pfleger »schwarz« beschäftig hatte.

Dass Dienstpläne und Dokumentationen der Bewohner verfälscht, dass alte Menschen auf übelste und menschenverachtendste Weise behandelt worden waren, all das spielte keine Rolle. Dem Leiter der Kriminalpolizei Augsburg und dem zuständigen Staatsanwalt schien die Art und Weise, wie die Ermittlungen geführt worden waren, anscheinend in Ordnung. Ich meinte, mich erinnern zu können, dass ich in meiner Ausbildung zum Polizeibeamten gelernt hatte, dass die direkte oder indirekte Warnung eines Beschuldigten den Straftatbestand der Strafvereitelung im Amt darstellt. Wenn ich als Polizeibeamter, bevor ich strafprozessuale Maßnahmen wie etwa eine Durchsuchung und Befragung von neutralen Zeugen durchführe, zuerst die Freundin des Beschuldigten vernehme, dann kann wohl davon ausgegangen werden, dass diese ihren Freund warnt. Und dieses Vorgehen stellt in meinen Augen eine indirekte Warnung dar. In meiner Rechtsauffassung also eine Strafvereitelung im Amt. Zumindest habe ich es während meiner Ausbildung bei der Polizei so vermittelt bekommen.

Aus demselben Grund – eben da ich meine Zeit bei der Polizei nicht vergessen hatte – wollte ich aber keine diesbezügliche Anzeige gegen den Polizeibeamten und auch gegen seine Vorgesetzten, die dieses Verhalten offenbar gedeckt hatten, erstatten. Deshalb verfasste ich einen offenen Brief an die Polizeidirektion, in dem ich meine Verwunderung über die Art und Weise der Ermittlungen kundtat. Ich schrieb unter anderem: »Was mich aber am meisten überrascht hat, sind die schon als dilettantisch zu nennenden Ermittlungen …« Weiter bot ich in diesem Schreiben meine Mithilfe bei diesen und bei zukünftigen Ermittlungen an.

Es vergingen über zwei Jahre, bis bei mir privat eine Ladung zur Vernehmung als Beschuldigter im Briefkasten lag. Der Tatvorwurf: Verleumdung! Ich konnte mir beim besten Willen nicht erklären, wen ich verleumdet haben sollte, zumal dieser Vorgang schon mehr als zwei Jahre zurücklag.

Als dann einige Wochen später ein Strafbefehl über 30 Tagessätze ins Haus flatterte, konnte ich es kaum glauben. Der Leiter der Augsburger Kriminalpolizei hatte mich tatsächlich wegen des Ausdrucks »dilettantische Ermittlung« angezeigt. Dabei war aus meiner Sicht diese Ausdrucksweise noch eine harmlose Umschreibung dessen, wie bei diesen Ermittlungen vorgegangen worden war. Gegen diesen Strafbefehl habe ich natürlich Einspruch eingelegt. Zu meinem Erstaunen wurde ich aber in erster Instanz dann zu einer noch höheren Strafe verurteilt. Erst vor dem Landgericht bekam ich einen Freispruch.

Man hat mich damit zwar nicht mundtot gemacht. Ich bin seitdem aber vorsichtiger mit den Aussagen, die ich treffe. Meinungsfreiheit hat offensichtlich auch in Deutschland seine Grenzen. Vor allem, wenn man sich kritisch gegenüber Behörden und Politik äußert.

Im zweiten Fall kam auch eine Frau zu mir, die ihren schwerstpflegebedürftigen Mann in ein Heim bringen musste, weil sie alleine mit der Pflege überfordert war. Dieser wurde zeitweise mittels Bauchgurt im Bett fixiert, was an sich schon fragwürdig erschien. Da er teilweise immobil war und nur mit Hilfe einer Pflegekraft das Bett verlassen konnte, wurden ihm Windeln angezogen. Diese wurden jedoch nur selten gewechselt. Mögliche Toilettengänge wurden verweigert. Wegen mangelnder Pflege und nicht hinnehmbarer Zustände beschwerte sich die Ehefrau dann mehrfach bei der Heimleitung. Da die Frau jeden Tag über Stunden bei ihrem Mann im Heim war und sich um ihn kümmerte, bekam sie direkt mit, was für skandalöse Zustände dort herrschten. Teilweise übernahm sie selbst pflegerische Aufgaben, obwohl das Heim diese Leistungen hätte erbringen müssen, weil es dafür schließlich bezahlt wurde.

Dem mir vorliegenden Beschwerdeprotokoll ist zu entnehmen, dass die Frau der Heimleitung Folgendes mitgeteilt hatte: Ihr Ehemann rieche stark nach Urin. Wenn er auf die Toilette müsse, komme von mehreren Pflegekräften die Aussage: »Sie haben eine Einlage, da dürfen Sie Wasser lassen.« Abends sei das Inkontinenzmaterial (die Windeln) oft sehr nass, obwohl die Ehefrau dieses schon öfter bemängelt habe. Nasse Unterwäsche werde ohne Sack im Bewohnerschrank gelagert. Der Frau werde verweigert, beim Waschen ihres Mannes zu helfen. Vielmehr werde die Nasszelle verschlossen, damit die Ehefrau nicht mitbekomme, was passiert. Sie habe nur die Pflegkraft »Hopp, Hopp« rufen hören. Auf Nachfrage, warum die Pflegekraft ihren Mann dabei nicht auch auf die Toilette gesetzt habe, bekam sie die Antwort, dass er später noch mit Windeln versorgt werde.

Als sie sich einmal um 18.00 Uhr wieder über eine überlaufende Windel beschwert hatte, bekam sie die Antwort, dass die Morgenschicht doch schon die Windel gewechselt habe.

Als Lösung wurde unter anderen eine größere, saugfähigere Windel vorgeschlagen und dass der Mann in Zukunft viermal täglich auf die Toilette gebracht werde. Entgegen diesen Ankündigungen wurde der Mann weiterhin so gut wie nie zur Toilette gebracht.

Als bei einem erneuten Besuch im Heim eine Pflegekraft erst nach Stunden des Wartens den Mann regelrecht aus dem Rollstuhl riss und ins Bett warf, war es für seine Frau zu viel. Der Mann hatte nämlich eine schwere Rückenverletzung und deshalb eine Platte und lange Nägel im gebrochenen Brustwirbel. Das sollte jeder Pflegekraft bekannt sein. Schließlich steht so etwas in der Dokumentation. Was aber noch in der Dokumentation stand, das waren Toilettengänge, die nie stattgefunden hatten und auch andere Leistungen, die nie erbracht worden waren.

Daraufhin erstattete die Frau Anzeige bei der Polizei. Diese ermittelte und stellte auch fest, dass nicht nur bei diesem Mann die Dokumentationen falsch waren, sondern auch bei anderen Bewohnern.

Doch was machte die Staatsanwaltschaft? Sie stellte das ganze Verfahren ein. Für Misshandlungen gab es für die Staatsanwaltschaft nicht genügend Beweise. Und was die gefälschte Dokumentation anbelangte, so hatte die Staatsanwaltschaft eine ganz besondere Rechtsauffassung. Eigentlich stellt jede Dokumentation eine Urkunde dar. Im Gesetz steht, dass derjenige bestraft wird, der eine Urkunde verfälscht. Wenn jemand in eine Urkunde Leistungen schreibt, die nicht erbracht wurden, dann steht dort etwas Falsches. Die Urkunde wurde also verfälscht.

Auch wenn ich mich immer wieder wiederhole: Das Heim bekommt Geld für jede Pflegeleistung. Wenn ein Heim aber eine Leistung, die nicht erbracht worden ist, vortäuscht, indem man diese wahrheitswidrig in die Dokumentation einträgt und trotzdem Geld dafür verlangt, dann ist das meinem Rechtsverständnis nach Urkundenfälschung und astreiner Betrug. So sehen es auch verschiedene Mitarbeiter des MDK, die ich zum Thema Dokumentenfälschung befragt habe. In dem Ausdruck »Dokumentation« steckt bereits das lateinische Wort »documentum«, zu Deutsch: »beweisende Urkunde«. Und wer eben eine Urkunde verfälscht, begeht nach dem Gesetz eine Straftat.

Ganz anderer Meinung war dagegen die Staatsanwaltschaft. Für diese war ein solches Fehlverhalten nur eine »schriftliche Lüge«, weshalb auch dieser Teil der Anzeige eingestellt wurde.

Eine »schriftliche Lüge«! Ich kann diese Argumentation bis heute nicht fassen. Mit solch einer Begründung wird dem Betrug in der Pflege erst recht Tür und Tor geöffnet. Oder der Betrug in der Pflege wird durch solche Argumentationen legalisiert.

Andererseits stellt sich die Frage, was passiert wäre, wenn die Strafverfolgungsbehörde diese Dokumentenfälschungen konsequent verfolgt und zur Anzeige gebracht hätte. Vermutlich hätte die Staatsanwaltschaft gegen fast jeden Pfleger dieses Heimes ein Strafverfahren einleiten müssen. Eine Lawine wäre ins Rollen gekommen. In vielen Heimen sieht es nicht anders aus. Die Pflegekräfte fälschen die Dokumentationen, ohne selbst einen Vorteil daraus zu ziehen und meist ohne zu wissen, dass sie eine Straftat begehen. Nochmals zur Verdeutlichung: Bei den Dokumentationsunterlagen handelt es sich, wie der Name schon sagt, um ein Dokument, also eine Urkunde. Und wer eine Urkunde verfälscht oder eine falsche Urkunde herstellt, und das macht man bei falschen Eintragungen, begeht nach dem Gesetz eine Urkundenfälschung. Nachzulesen im § 267 des Strafgesetzbuches. Die Mehrzahl aller Pflegekräfte müsste dann eine Strafe fürchten. Es träfe wieder mal die Falschen. Aber vielleicht wäre es notwendig, einmal ein Exempel zu statuieren, damit die anderen Pflegekräfte aufwachen. Vielleicht muss es so weit kommen, dass Pflegekräfte mehr Angst vor Strafverfolgung haben als vor geldgierigen Trägern und deren Handlanger.

Was Straftaten und deren Verfolgung anbelangt, so ist die Pflege ein riesiger Graubereich. Jeder weiß, was Sache ist und jeder schaut weg. Wie lange noch?

9

Von falschen Gesetzen, kurzsichtigen Entscheidungen und dem Einfluss der Lobbyisten
Das Scheitern der Politik

Nicht besser als in der Strafverfolgung sieht es in der Legislative aus.

Wenn ich mich im folgenden Kapitel über verschiedene Politiker äußere und diese kritischen Betrachtungen unterziehe, hat das nichts mit meiner politischen Gesinnung zu tun. Vielmehr will ich deutlich machen, dass seitens der Politiker, egal welcher Partei diese angehören, nicht das Wohl der pflegebedürftigen Menschen im Vordergrund steht, sondern ganz andere Interessen.

Bisher waren, bis auf die Partei »Die Linke«, alle etablierten demokratischen Parteien an der Macht. Somit wäre es allen Parteien, die in den letzten 20 Jahren, in denen ich mich mit der Pflege befasst habe, an der Regierung waren, möglich gewesen, sich für eine menschenwürdige Pflege einzusetzen. Passiert ist leider das Gegenteil. Egal welche Parteien in welchen Koalitionen regiert haben, sie haben alle eines gemeinsam: Sie sind keine Volksvertreter mehr, sondern vielmehr die Handlanger der Lobbyisten, die erfolgreich die Regierungen beeinflussen. Wie nannte es der Kabarettist Volker Pispers: »CDU, CSU, SPD, FDP und

Grüne sind zu einer Einheitspartei mutiert, auch wenn sie sich den Anschein geben, das Volk vertreten zu wollen. Da gab es in der SED mehr Meinungsverschiedenheiten als unter diesen Parteien.« Wenn man die Pflegepolitik der letzten 15 bis 20 Jahre genauer unter die Lupe nimmt, so kann man ihm dabei nicht widersprechen.

Eigentlich sollte man von den gewählten Volksvertretern erwarten, dass sie ihrer Pflicht nachkommen, den Willen der Wähler und der Menschen in Deutschland zu vertreten. Was die Gesundheitspolitik und speziell die Pflege alter, pflegebedürftiger Menschen angeht, so sollte man sich darauf verlassen können, dass die verantwortlichen Politiker alles in ihrer Macht Stehende tun, um die gesetzlichen Voraussetzungen für eine menschenwürdige Pflege zu schaffen, auch aus Respekt und Dankbarkeit gegenüber der Generation, die heute in den Heimen untergebracht ist. Es ist nämlich die Generation, die Deutschland nach dem Krieg wieder aufgebaut hat. Die alten Menschen, die heute pflegebedürftig sind, haben dafür gesorgt, dass wir Deutschen, im Vergleich zum Rest der Welt, heute ein so angenehmes und sorgenfreies Leben führen können. Doch wie danken es unsere Politiker?

Ich habe schon einige Gesetze und Vorschriften vorgestellt, die nicht die gute und menschenwürdige Pflege im Auge haben, sondern vielmehr die Gewinnabsichten der großen und mächtigen Träger stützen. Kein Wunder, schließlich geben sich auch im Gesundheitsministerium die Lobbyisten die Klinke in die Hand. Denken wir doch nur an die Pflegestärkungsgesetze, die im Grunde nur dafür sorgen, dass noch weniger Personal noch mehr arbeiten muss und dass Heime noch weniger Orte des gemeinsamen Lebens, sondern vielmehr zum Wartezimmer auf den Tod werden. Zur Sterbebegleitung im eigentlichen Sinne haben Pflegekräfte dann aber meist leider auch keine Zeit (ausführlich dazu in Kapitel 7).

Ähnlich verhält es sich mit der Verordnung zur Ausführung des Pflege- und Wohnqualitätsgesetzes der Länder (AVPfleWoqG) bezüglich baulicher Vorschriften. Dieses Gesetz ist im September 2011 in Kraft getreten. Bis dahin galten das Heimgesetz und die Heimmindestbauverordnung. In Bayern wurde im AVPfleWoqG das Behindertenbaurecht nach DIN 18040-2 (Barrierefreies Bauen) übernommen.

Wer sich die Mühe macht und sich damit näher beschäftigt, wird feststellen, dass diese Verordnung Vorschriften enthält, die in den Pflegeheimen völlig überflüssig und sinnlos sind. Nach diesen Vorschriften ist es von zentraler Bedeutung, dass das Waschbecken die richtige Höhe hat und den korrekten Abstand zur Wand, obwohl sich die meisten pflegebedürftigen Menschen nicht mehr selbst waschen können und somit keinen so großen Radius um das Waschbecken brauchen. Auch die Fensterbrüstung, die Lichtschalter und die Türgriffe müssen eine bestimmte Höhe haben und vieles mehr, was in den Heimen keinen Vorteil bringt. Für Heime, die vor 2011 und nach den Vorschriften der alten Heimmindestbauverordnung gebaut wurden, heißt das, dass diese nun für richtig viel Geld wieder umbauen müssen. Geld, das besser in Personal investiert wäre. Aber unseren Politikern ist es offenbar wichtiger, dass das Waschbecken die richtige Höhe hat, als dass genügend Personal vorhanden ist und die Pflege sich verbessert. Geld, mit dem mehr Personal eingestellt werden könnte, fließt nun in die Kassen von Baufirmen.

Auch mich trifft dieses Gesetz. Um überhaupt eine Verlängerung zum Betreiben unseres Heimes zu bekommen, muss ich richtig viel Geld in die Hand nehmen. Und auch dann sind manche gravierenden Umbauten einfach nicht realisierbar, sodass ich nur noch eine Verlängerung von maximal zwölf Jahren bekommen kann. Ich muss Zimmer umbauen, ich muss Waschbecken versetzen und vieles mehr. Ich muss sogar Umbauten, die ich vorgenommen habe, um die Pflegeabläufe zu verbessern, wieder verändern, weil unsere bayerischen Politiker im Gesetz das Behindertenbaurecht übernommen haben, obwohl es bei den Pflegeheimen ganz andere Notwendigkeiten gibt. Wir hatten in den letzten Jahren nahezu eine Vollbelegung. Die gute Pflege und der Umgang mit den Bewohnern sprechen einfach für sich – ob da ein Zimmer 12 oder 14 Quadratmeter hat, ist völlig egal. Einem dementen Menschen ist eine liebevolle Umarmung oder gutes Essen wichtiger.

Aber wie kann ein Ministerium solche Ausführungsbestimmungen erlassen? Liegt es an deren Unwissenheit oder steckt vielleicht Kalkül und gute Lobbyarbeit dahinter?

In Deutschland sind für die Gesetze und Vorschriften, die es ermöglichen, sich auf Kosten hilfloser Menschen zu bereichern, der Gesundheitsminister des Bundes und seine Kollegen der jeweiligen Bundesländer verantwortlich. Dass diese »unsere« Politiker offenbar mit den mächtigen geldgierigen Pflegebossen unter einer Decke stecken und diese bei ihrer menschenunwürdigen Gewinnsucht unterstützen, werde ich nun aufzeigen und die Verflechtungen, die es zwischen den führenden Politikern und der Wirtschaft gibt, genauer betrachten. Dabei beschränke ich mich hier nur auf wenige Politiker, die in der Pflege das Sagen haben und die Pflegepolitik mitbestimmen, jene Politiker, die sich in den Medien immer mit größter Hochachtung über die Arbeit der Pfleger und Pflegerinnen äußern. Leider bleibt es meist nur bei populistischen Lippenbekenntnissen. Doch auch die gehen häufig nach hinten los.

Unsere Bundeskanzlerin, Frau Dr. Angela Merkel, zum Beispiel hat in einem Interview doch tatsächlich ganz treffend gesagt, dass Pflegekräfte mehr leisten als sie selbst. Fragwürdig ist allerdings, dass sie mit einer weiteren Aussage dafür sorgt, dass das Ansehen und die Achtung für die Tätigkeit der Pflegekräfte noch mehr sinken, wenn sie nämlich vorschlägt, man könne doch Langzeitarbeitslose in der Pflege einsetzen. Nun ja, man kann vielleicht ohne Sachverstand in die Politik gehen. Eine Arbeitsministerin, die noch nie gearbeitet hat. Oder ein Finanzminister, der schon wegen Verbindungen mit Schwarzgeld zurücktreten musste, weil er vom Waffenlobbyisten Schreiber 100 000 Euro Parteispenden entgegengenommen hat. So etwas geht vielleicht in der Politik. Für die Pflege alter Menschen braucht es aber eine fundierte Ausbildung, Empathie, soziales Gewissen, Ehrlichkeit und noch vieles mehr. Deshalb kann sich die Politik auch nicht der Langzeitarbeitslosen entledigen, indem man sie einfach in die Pflege steckt. Bei den Betreuungskräften, die sich nicht um die Pflege, sondern vor allem um die Freizeitgestaltung der Bewohner kümmern, ist das bereits geschehen. Deshalb ist es auch schwierig, für diesen Bereich gutes Personal zu finden.

Solche Aussagen wie die von Frau Merkel sind ein Schlag ins Gesicht aller engagierten Pfleger und Pflegerinnen. Und eine derartige Herabwürdigung des Pflegeberufsbildes führt dazu, dass dieser Beruf von immer weniger jungen Menschen als erste Wahl infrage kommt.

Altenpflege ist aber eben nicht nur »Sauber, satt und Arsch abputzen«. Altenpfleger müssen Entscheidungen treffen, die für das Wohl und die Gesundheit der ihnen anvertrauten alten Menschen entscheidend sind. Sie begleiten die pflegebedürftigen Heimbewohner über Jahre hinweg bis zum Tod. Für diese verantwortungsvolle Aufgabe werden sie nicht mit einem lukrativen Nebenjob als Aufsichtsrat in einem Unternehmen belohnt, für den sich viele Politiker als Lobbyistenvertreter teuer verkaufen.

Wenn sich unsere Politiker rühmen und beweihräuchern, dass sie sich für die Pflege einsetzen, dann ist dies an Hohn und Spott nicht mehr zu überbieten.

Werfen wir doch zunächst einen Blick auf Ulla Schmidt (SPD), unsere Bundesgesundheitsministerin von 2001 bis 2009. Die meisten Menschen können sich bei Nennung dieses Namens vermutlich nur noch an die Dienstwagenaffäre erinnern. Für uns in der Pflege ist jedoch von viel größerer Bedeutung, dass während ihrer Amtszeit der Pflege-TÜV – das meiner Ansicht nach übelste legalisierte Betrugssystem, das ich kenne – auf den Weg gebracht wurde. Dieser Pflege-TÜV war eigentlich dazu gedacht, den Pflegebedürftigen und deren Angehörigen ein Instrument in die Hand zu geben, mit dem ein geeignetes Heim gefunden werden kann. Man wollte eine Möglichkeit schaffen, mit der man auf den ersten Blick erkennen kann, welches Heim eine gute Pflege gewährleistet. So wurde es zumindest in der Öffentlichkeit verkauft. In der Realität sah das Ganze dann allerdings ganz anders aus (siehe dazu Kapitel 6). Nun stellt sich die Frage, wie es dazu kommen konnte, dass aus einer gut gemeinten Sache ein derart menschenverachtendes und übles Instrument der Verbrauchertäuschung wurde.

Beraten wurde die damalige Ministerin Ulla Schmidt unter anderem von Herrn Prof. Dr. Karl Lauterbach (SPD), der seit 2005 als sogenannter Experte im Gesundheitsbereich im Bundestag vertreten ist. Er war von 2009 bis 2013 gesundheitspolitischer Sprecher der SPD-Fraktion. Herr Prof. Dr. Lauterbach, der Herr mit der imposanten Fliege, tritt in der Öffentlichkeit auf als Vertreter der Kranken und Pflegebedürftigen. Umso seltsamer ist es, dass jener Herr Prof. Dr. Lauterbach bis heute den Pflege-TÜV vehement verteidigt und dessen Abschaffung verhindern will. Da dieser Pflege-TÜV auch in seiner jetzigen leicht veränderten Form sogar von den meisten seiner Kollegen infrage gestellt wird, muss sich Herr Prof. Dr. Lauterbach fragen lassen, ob er wirklich keine Ahnung von der Fragwürdigkeit des Pflege-TÜVs hat. Herr Lauterbach war wesentlich an der Entwicklung des Pflege-TÜVs beteiligt. Deshalb hätte er doch bereits bei der Erarbeitung erkennen müssen, dass die Fragen, die der MDK stellen muss, ungeeignet sind. Doch stattdessen hat er die Entwicklung der zur Qualitätsprüfung herangezogenen Fragen den Trägern im Rahmen der Selbstverwaltung in der Pflege selbst überlassen. Lobbyismus in Reinform. Welche schöne Vorstellung wäre es für alle Schüler, wenn sie sich ihre Prüfungsfragen selbst erarbeiten dürften! Eine Unterscheidung zwischen intelligenten oder dummen Schülern oder fleißigen und faulen Schülern wäre zumindest anhand der Zeugnisse nicht mehr möglich.

Warum aber haben Herr Prof. Dr. Lauterbach und die damalige Gesundheitsministerin, Frau Ulla Schmidt, so etwas zugelassen? Schaut man genauer auf die Vita des Prof. Dr. Lauterbach, so stellt man fest, dass dieser vom Volk gewählte Bundestagsabgeordnete bis ins Jahr 2013 im Aufsichtsrat der Rhön-Klinikum AG war. Bei der Rhön-Klinikum AG handelt es sich um eine börsennotierte Betreibergesellschaft von Krankenhäusern und Medizinischen Versorgungszentren mit Umsätzen von 2,5 bis 3 Milliarden Euro und Gewinnen in dreistelliger Millionenhöhe. Eine klare Ausrichtung auf das Wohl der Bürger lässt sich bei diesem Unternehmen für mich nicht erkennen. Deshalb ist es mehr als fragwürdig oder sogar anrüchig, wenn ein Politiker, der für die Gesundheitspolitik mitverantwortlich ist, in so einem Unternehmen tätig ist. Von unabhängigem politischem Handeln kann da wohl kaum noch die Rede sein. Vor allem, wenn man für diese Tätigkeit schon mal 50 bis 60 000 Euro im Jahr bekommt.

Prof. Lauterbach war in seiner Funktion als gesundheitspolitischer Sprecher der SPD-Fraktion auch an allen späteren Entwicklungen und Entscheidungen rund um die Gesundheits- und Pflegepolitik maßgeblich mitbeteiligt. Wer von einem börsennotierten Unternehmen so entlohnt wird, kann wohl kaum eine objektive Entscheidung zugunsten der Wähler und zum Nachteil der privaten, börsennotierten Unternehmen treffen.

Ebenfalls beteiligt war Herr Prof. Dr. Lauterbach in seiner Funktion als SPD-Gesundheitsexperte an der Einführung der Diagnosis Related Groups (DRG), übersetzt »Fallpauschalen«. Diese fallbezogene Bezahlung der Krankenhäuser hat, wie bereits beschrieben, dazu geführt, dass Patienten so schnell wie nur möglich aus den Krankenhäusern entlassen werden. Denn die Krankenhäuser werden nicht mehr nach tatsächlichem Aufwand bei der Behandlung von Krankheiten bezahlt, sondern bekommen je nach Behandlung immer die gleichen Pauschalen.

Dies führt zum einen dazu, dass Patienten, die noch behandlungsbedürftig sind, die Krankenhäuser verlassen müssen. Denn jeder zusätzliche Tag im Krankenhaus ist eine finanzielle Belastung für den Krankenhausbetreiber. Durch diese Praxis werden auch die Pflegeheime massiv belastet. Früher wurden kranke Menschen in den Krankenhäusern gesund gepflegt. Diese Aufgaben müssen jetzt die Heime und die Pfleger und Pflegerinnen mit übernehmen.

Letztendlich sind es auch die Fallpauschalen, die dafür gesorgt haben, dass in den Krankenhäusern, ähnlich wie in den Pflegeheimen, mit schlechter medizinischer Versorgung mehr Geld erwirtschaftet wird und mit guter medizinischer Versorgung eben Defizite entstehen. Auch aus diesem Grund kann man das Pflegesystem nicht vom Gesundheitssystem trennen. Die Probleme sind teilweise die gleichen.

Und all das geschah unter den Augen von Ulla Schmidt, die als Bundesministerin für Gesundheit offenbar keinen Finger rührte, um derartige Entwicklungen abzuwenden. Welche Interessen sie dabei trieben, ist für mich jedoch weniger klar. Vielleicht reichte es ihr schon, sich als große Macherin zu gerieren und mit diesem Nimbus schließlich 2013 Vizepräsidentin des Deutschen Bundestages zu werden? Als einzigen Pluspunkt muss man hier vermerken, dass Frau Schmidt, soweit ich das sehen kann, sich nicht selbst finanziell an diesem Desaster bereichert hat. Aber ist Unwissenheit und Naivität wirklich so viel besser?

Nicht besser machte es dann der FDPler Dr. Philipp Rösler, der Bundesgesundheitsminister von 2009 bis 2011. Der »Chef-Lobbyist Rösler«, wie die *Augsburger Allgemeine* am 14. November 2010 titelte, setzte sich nämlich vor allem für diejenigen ein, die mit kranken und pflegebedürftigen Menschen richtig dick Geld verdienen.

Großspurig hatte Rösler angekündigt, das Gesundheitssystem zu reformieren. Eines seiner Ziele war es, die »Kopfpauschale« bei den Krankenversicherungen einzuführen. Das hätte bedeutet, dass die Beiträge nicht mehr an das Gehalt gekoppelt gewesen wären. Die Folge wäre eine Entlastung der Arbeitgeber und eine Belastung der Arbeitnehmer gewesen. Die Kopfpauschale wäre nur von den gesetzlich Versicherten zu bezahlen gewesen. Besserverdienende wären außen vor geblieben. Durch diese Pauschale hätte ein Arbeiter dann genauso viel bezahlen müssen wie sein Vorgesetzter, der deutlich mehr verdient. Damit konnte er sich Gott sei Dank nicht durchsetzen. Es zeigt aber, welche bzw. wessen Interessen Herr Dr. Rösler vertreten hat.

Das Arzneimittelmarktneuordnungsgesetz (AMNOG) wiederum sollte dazu dienen, eine Kostendämpfung der Pharmaunternehmen durchzusetzen. Dies hätte bedeutet, dass die astronomischen Gewinne der Pharmaindustrie gedeckelt worden wären. Sie hätten ihre Gewinne durch überteuerte Medikamente nicht mehr auf Kosten der Kranken in astronomische Höhen treiben können.

Dann trat jedoch eine Frau Yzer, die oberste Pharmalobbyistin, auf den Plan und Herr Rösler legte ein total verwässertes Gesetz vor. Frau Yzer gehörte wohl zu den berühmtesten und auch zu den berüchtigtsten Lobbyisten in Berlin. Frau Yzer war in zwei Ministerien Staatssekretärin, also dem Volk und der Politik verpflichtet, bevor sie den lukrativen und mächtigen Posten als Chefin des Verbandes Forschender Arzneimittelhersteller (VFA) bekam. Warum eine Staatssekretärin einen solch hochdotierten Posten bekommt, kann sich jeder an fünf Fingern abzählen. Von der *TAZ* wurde Frau Yzer einst als »mächtigste Frau des Gesundheitswesens« bezeichnet. Ein weiteres Beispiel, wer die Politik macht und wie die Politiker die Interessen der Industrie über die der Wähler stellen.

Doch zurück zur Pflege. Schon bald rief Herr Rösler nämlich etwas ganz Besonderes aus. Er proklamierte das Jahr 2011 als das »Jahr der Pflege«. Nachdem bis dato die Pflege seitens der Politik nur stiefmütterlich behandelt worden war und man der Branche bei der Umsetzung der Vorschriften des Personalschlüssels, den Überprüfungen der Heime und den Kosten freie Hand gelassen hatte, keimte bei den gutgläubigen Menschen, die in der Pflege arbeiteten, und bei den pflegebedürftigen Menschen eine gewisse Hoffnung auf, dass die Belange und Defizite in der Pflege zumindest etwas ernsthafter angegangen werden würden. Da ich mich generell für Politik interessiere und viel damit beschäftige, habe ich schon damals den Worten des Herrn Rösler keinen Glauben geschenkt. Von einem Politiker, der für die privaten Kassen und die Pharmaindustrie so offene Ohren hat, war meiner Meinung nach in dieser Hinsicht nichts zu erwarten.

Zu diesem Zeitpunkt wusste noch niemand, dass sich Herr Rösler schon bald aus dem Gesundheitsministerium verabschieden würde. In der FDP kriselte es, und Herr Rösler packte die Gelegenheit beim Schopfe und ließ sich nicht nur zum Vorsitzenden seiner Partei wählen, sondern wurde auch Wirtschaftsminister und Vizekanzler. Das Gesundheitsministerium war für ihn somit nur ein Sprungbrett für höhere Weihen. So ist wohl auch seine lustlose und wählerfeindliche Lobbypolitik als Gesundheitsminister zu erklären.

Als Wirtschaftsminister konnte Philipp Rösler seine Lobbyarbeit für die Wirtschaft dann noch erfolgreicher und wirkungsvoller betreiben. Er führte als Parteivorsitzender der FDP seine Partei zwar weiter in den Abgrund, für seine erfolgreiche Lobbyarbeit als Wirtschaftsminister wurde er aber mit dem Posten als Geschäftsführer und Vorstandsmitglied der Stiftung »World Economic Forum« mit Sitz in Cologny, Schweiz, belohnt. Seine neue Aufgabe ist es, die jährlichen Treffen der 1 000 Präsidenten der Mitgliedsunternehmen mit hochrangigen Politikern sowie Vertretern aus Nichtregierungsorganisationen, Medien und Topmanagern zu organisieren. Den Zweck solcher Treffen kann sich jeder denken. Bei diesen Treffen des »World Economic Forum« geht es in erster Linie darum, dass Wirtschaftsverbände und die Finanzwelt noch mehr Macht bekommen und ihre Gewinne noch weiter steigern. Soziales und menschenfreundliches Denken sucht man dort vergeblich. Im Grund also der ideale Posten für Herrn Rösler, denn auch als Gesundheitsminister standen wohl seine Karriere und das finanzielle Wohl der Leistungserbringer des Gesundheitssystems und nicht das der Kranken und Bedürftigen im Vordergrund. Dass das »Jahr der Pflege« annähernd folgenlos vorüberging, brauche ich wohl nicht extra zu betonen.

Nachdem Herr Rösler nun im Mai 2011 ins Wirtschaftsministerium gewechselt war, wurde Daniel Bahr zu seinem Nachfolger als Gesundheitsminister bestimmt – wirklich besser wurde mit ihm jedoch nichts.

Positiv erwähnenswert während der Amtszeit von Herrn Bahr war die Abschaffung der Praxisgebühr, die unter Ulla Schmidt 2004 eingeführt worden war. Was einem jedoch bei der Nennung des Namens Bahr zuerst einfällt, ist der sogenannte Pflege-Bahr. Eine private Pflegezusatzversicherung, die vom Staat mit monatlich 5 Euro bezuschusst wird. Diese Pflege-Bahr-Versicherung fällt in fast allen Tests von Verbraucherschutzorganisationen als unrentabel durch. Private Pflegezusatzversicherungen, die nicht staatlich gefördert sind, schneiden deutlich besser ab. Einziger Vorteil beim Pflege-Bahr ist, dass auch Menschen mit einer Vorerkrankung, die noch keine Leistungen der Pflegeversicherung in Anspruch genommen haben, aufgenommen werden müssen. Dieser Pflege-Bahr fällt bei den Testern nicht nur komplett durch. Er wird sogar als schlechteste Variante für gesunde Versicherungswillige bezeichnet. Kritiker bemängeln immer wieder, dass der Pflege-Bahr intransparent ist und zum Teil hohe versteckte Kosten mit sich bringt. Und er ist in erster Linie hauptsächlich für Wohlhabende interessant. Beim Pflege-Bahr bekommt der Versicherte 600 Euro im Monat. Derzeit sind die Kosten der Heime so hoch, dass jeder Bewohner einen Eigenanteil von etwa 1800 Euro bezahlen muss. Bei den Geringverdienern mit etwa 1000 Euro Rente reicht somit der Pflege-Bahr nicht aus. Außerdem sind es gerade die Geringverdiener, die auf jeden Euro schauen müssen und denen kein Geld für Zusatzversicherungen übrig bleibt. Die Hauptprofiteure des Pflege-Bahrs sind aber die Versicherungen, die sich mit entsprechenden Vertragsmodellen und Abschlussgebühren Gewinne erwirtschaften. Die Versicherungsmakler kassieren Provisionen, und die Versicherungen verlangen zusätzlich noch Bearbeitungs- und Abschlussgebühren und wollen natürlich auch Gewinn machen – alles Geld, das definitiv nicht für die Pflege verwendet wird.

Warum wird dann von einem deutschen Gesundheitsminister eine solche Maßnahme eingeführt, die in erster Linie den Versicherungen und nicht den Versicherungsnehmern Vorteile bringt? Weil es sich für sie lohnt. Daniel Bahr saß bis September 2009 im Beirat der Ergo Versicherungsgruppe AG. Nach seinem Ausscheiden aus der Politik war er ab Februar 2014 für die Denkfabrik Center for American Progress tätig und lehrte als Gastdozent an der University of Michigan. Schließlich wurde Herr Bahr für seine versicherungsfreundliche Politik von der Allianz Private Krankenversicherung mit dem Posten eines Generalbevollmächtigten belohnt. Ein Grund dafür dürfte wohl sein, dass sich Herr Bahr in seiner Zeit als Gesundheitsminister immer wieder für die privaten Krankenversicherungen starkgemacht hat. So wollte er unter anderem die Versicherungspflichtgrenze abschaffen, damit noch mehr Menschen die Möglichkeit gehabt hätten, in die private Krankenversicherung zu wechseln. Bahr war somit Politiker und Lobbyist in einer Person. So ist es auch zu erklären, warum auch unter ihm als Gesundheitsminister die Pflegebranche weiter mit schlechter Pflege gutes Geld verdient hat.

Doch nicht nur die Gesundheitsminister weigerten sich in den letzten Jahren vehement, irgendeinen Beitrag zur Verbesserung der Pflege in Deutschland zu leisten. Sehen wir uns doch einfach Jens Spahn einmal genauer an. Jens Spahn ist seit 2002 Mitglied des Deutschen Bundestags und war von 2009 bis Juli 2015 gesundheitspolitischer Sprecher der CDU/CSU-Bundestagsfraktion. Er war einer der hauptverantwortlichen Politiker, was die gesundheitspolitischen Belange und somit auch die Belange der Pflege angeht. Bereits ab 2005 hat Herr Spahn als stellvertretender Vorsitzender der Arbeitsgruppe Gesundheit der CDU/CSU-Bundestagsfraktion und ab 2009 als deren Vorsitzender bei wichtigen Entscheidungen in der Gesundheitspolitik mitgewirkt; Entscheidungen, bei denen es auch um Milliardeneinschnitte in der Gesundheitsbranche ging.

Wie unabhängig Herr Spahn war, was seine Entscheidungen in der Gesundheitspolitik angeht, lässt sich aus einem Bericht des Magazins *Focus* vom November 2012 erkennen. Herr Spahn war nämlich nicht nur Abgeordneter und im Besonderen gesundheitspolitischer Sprecher, sondern er war auch als Mitgesellschafter an einer Lobbyagentur beteiligt. Diese gründete er im Jahr 2006 zusammen mit seinem Freund und Büroleiter Markus Jasper und dem ihm sehr nahestehenden Lobbyisten Max Müller. Max Müller gilt in der Gesundheitsbranche als gut vernetzter Lobbyist. So war er unter anderem für den Pharmakonzern Celesio tätig.

Diese Gesellschaft bürgerlichen Rechts wurde von der Berateragentur Politas verwaltet. Da es sich um eine GbR handelte und Herr Spahn nur eine Beteiligung von 25 Prozent hatte, war er nicht verpflichtet, diesen Umstand dem Bundestag zu melden. Laut den Informationen des *Focus* gehörten zum Kundenkreis von Politas hauptsächlich Unternehmen aus der Medizin- und Pharmaindustrie.

Jens Spahn arbeitete währenddessen als Gesundheitspolitiker an Gesetzen mit, von denen sein Klientel und seine Kunden aus der Pharma- und Medizinindustrie direkt betroffen waren. Eine derartig profitable Verbindung zu einem einflussreichen Politiker mit solch einer Firma lässt sich wohl so manches Unternehmen richtig viel Geld kosten.

Als die Grünen 2012 eine Bürgerversicherung für alle Deutschen einführen wollten, trat Jens Spahn auf den Plan, um diese zu verhindern, schließlich hätte eine derartige Bürgerversicherung das Ende der bisherigen auf Gewinn ausgerichteten Krankenkassen bedeutet. Alle Bürger hätten nur noch in eine Versicherung einbezahlt und hätten auch die gleichen Leistungen bekommen. So ein Horrorszenario für die Versicherer musste verhindert werden. Sie mussten ihr eigenes Überleben sichern. Und um ihre Interessen durchzusetzen, hatten die Versicherungen ihren Lobbyistenfreund Jens Spahn …

Herr Spahn und sein Fraktionskollege Singhammer – ebenfalls von den Schwarzen – reichten daraufhin, zur Freude ihrer Freunde bei den Versicherungen, ein Positionspapier gegen eine Bürgerversicherung ein. Dabei übernahmen die beiden Passagen einer Vorlage des Verbands der Privaten Krankenversicherung wort- und spiegelgleich.

Sogar die optische Gestaltung des Unionspapieres glich dem des PKV-Papiers. Und somit blieb alles beim Alten. Weniger Selbstbestimmung, geringere Leistungen, Zwangsmitgliedschaft, mehr Bürokratie, staatliche Bevormundung und weiterhin satte Gewinne.

Herr Spahn war auch bei Entscheidungen rund um die Pflege mit eingebunden. Somit kann man auch ihn zu den Hauptverantwortlichen zählen, die gegen bessere Pflege und für mehr Gewinne der großen Träger Politik gemacht haben. Denn alle Gesetze, die heute gute Pflege verhindern und schlechte Pflege stärken, hat er als gesundheitspolitischer Sprecher mitentwickelt.

Im Juni 2013 kam es im Bundestag übrigens zu einer Abstimmung für schärfere Regeln gegen Abgeordnetenbestechung. Jetzt raten Sie mal, wie Herr Spahn abgestimmt hat? Er war natürlich dagegen.

Doch zurück zu den Gesundheitsministern, und zwar zu Hermann Gröhe. Der CDU-Mann hat seit 2013 dieses Amt inne. Es ist gelernter Jurist und sitzt seit 1994 im Bundestag. Gröhe gehört seit 1997 der Synode der Evangelischen Kirche in Deutschland (EKD) an und war von 1997 bis 2009 Mitglied des Rates der EKD. In den Jahren 2000 bis 2009 fungierte er als Mitherausgeber der Zeitschrift *Chrismon*. *Chrismon* ist eine evangelische Zeitschrift, die monatlich erscheint und jährlich mit vier Millionen von der EKD subventioniert wird. Wie unabhängig und neutral so eine kircheneigene Zeitschrift den Journalismus betreibt, kann sich jeder vorstellen. Das Magazin liegt übrigens der *Welt*, der *Süddeutschen Zeitung*, der *Frankfurter Allgemeinen* und anderen Zeitungen bei. So viel zur Medienlandschaft in

Deutschland. Darüber könnte man ein eigenes Buch schreiben. Von 2000 bis 2008 war Herr Gröhe darüber hinaus noch Vorsitzender des Diakonischen Werkes der ev. Kirchengemeinden der Stadt Neuss.

Spätestens hier schließt sich der Kreis zu den Lobbyisten in Gesundheitswesen und Pflege. Herr Gröhe wird wohl kaum Gesetze erlassen, die der Diakonie und den anderen Wohlfahrtsunternehmen schaden – auch dann nicht, wenn es für das Wohl der pflegebedürftigen Menschen dringend notwendig wäre. Deshalb hat Herr Gröhe in seiner bisherigen Amtszeit in erster Linie dafür gesorgt, dass in der Pflege alles beim Alten bleibt. Anstatt die Pflege grundsätzlich zu ändern und in die richtigen Bahnen zu lenken, wurden unter ihm die Pflegestärkungsgesetze verabschiedet, über die ich mich in diesem Buch schon an unterschiedlichen Stellen geäußert habe. Diese werden von ihm immer wieder als der große Wurf gepriesen, dabei haben diese Gesetze die Pflege noch komplizierter gemacht und eher noch verschlechtert.

Dass Herr Gröhe darüber hinaus ein offenes Ohr für die Lobbyisten der Pharmaindustrie hat, stellt er gerade selbst wieder unter Beweis, wenn er darüber nachdenkt, Medikamententests bei Demenzkranken zu erleichtern. Das Schutzniveau von geistig verwirrten Menschen zugunsten der Pharmaindustrie herabzusetzen, ist nicht nur in meinen Augen eine menschenverachtende Lobbypolitik.

Ich könnte die Liste der Politiker, die nichts anderes sind als Erfüllungsgehilfen der Lobbyisten, und ihrer menschenverachtenden Entscheidungen noch endlos fortsetzen. Die traurige Wahrheit dabei: Inzwischen bin ich zu der

Erkenntnis gelangt, dass es egal ist, wo man sein Kreuz macht. Denn das Wohlergehen der Wähler ist das Letzte, was Politiker bei ihrer Arbeit im Sinn haben. Sie werden getrieben von Geld und ihrer eigenen Karrieregeilheit. Wohin das führt, haben wir in den letzten Jahren mehr als deutlich sehen können. Verbessert hat sich in der Pflege nämlich – nichts.

10

David gegen Goliath
Vom Scheitern aller Bemühungen

Ich war noch nicht lange in der Pflege, da las ich in der Zeitung, dass in Augsburg ein Pflegestammtisch ähnlich dem in München gegründet werden sollte. Der Münchner Pflegestammtisch war bereits deutschlandweit bekannt – vor allem durch Claus Fussek und seine Mitstreiter, die damit begonnen hatten, Skandale in der Pflege öffentlich zu machen. Die Meinungen über ihn und sein Wirken sind zwiegespalten. Sie gehen von »Nestbeschmutzer« bis zum »Helden in der Pflege«. Egal wie man zu Claus Fussek steht, ob man ihn mag oder nicht: Die Skandale, die unter seiner Mitwirkung aufgedeckt worden sind, hat er sich nicht selbst ausgedacht. Vielmehr sind diese Skandale traurigerweise alle tatsächlich passiert. Skandale, die man sich bis dahin nicht hätte vorstellen können. Und durch die entsprechende Berichterstattung in den Medien hat er es geschafft, die Öffentlichkeit auf die mangelhafte und zum Teil skandalöse Pflegesituation in deutschen Pflegeheimen aufmerksam zu machen.

Da ich recht schnell realisiert hatte, dass die skandalösen Zustände, wie ich sie im »Haus Marie« vorgefunden hatte, kein Einzelfall waren und eigentlich die gesamte Pflegesituation verbessert werden musste, war es für mich also selbstverständlich, dass ich diese Veranstaltung besuchte. Der Gründer des Augsburger Pflegestammtisches, der frühere Bundestagsabgeordnete Hildebrecht Braun, warb bei dieser Veranstaltung um Mithilfe. Ich musste nicht lange überlegen. So kam es, dass ich zunächst als einer der Mitinitiatoren mithalf, die Veranstaltungen zu bewerben und zu gestalten. Und bevor ich mich versah, war ich durch mein Engagement für bessere Pflege derjenige, der den Augsburger Pflegestammtisch leitete und zusammen mit ein paar wenigen mutigen Mitstreitern organisierte.

Der Augsburger Pflegestammtisch wurde immer bekannter und die Referenten, die wir gewinnen konnten, auch. So war unter anderem auch die damalige Sozialministerin Christa Stewens zweimal zu Gast, eine von wenigen Politikerinnen und Politikern, der ich ein ernsthaftes Engagement im Pflegebereich abgenommen habe. Zumindest hatte ich damals den Eindruck, dass sie ihren Worten auch Taten folgen ließ – soweit es ihr möglich war. Ich hatte bei ihr sogar den Eindruck, dass sie gern mehr verändert hätte, aber auch eine Art Gefangene des Systems war. Christa Stewens setzte sich schon 2007 für einen neuen Pflegebedürftigkeitsbegriff ein. Der Vorschlag verschwand leider in der Versenkung, nicht zuletzt weil die damalige Bundesgesundheitsministerin Ulla Schmidt aus Kostengründen erst die Pflegeversicherungsreform auf den Weg bringen wollte.

Als ich mein Engagement beim Augsburger Pflegestammtisch aufnahm, war ich naiver Weise der Überzeugung, dass doch eigentlich alle engagierten Heimleiter und Pflegekräfte für eine bessere Pflege mitkämpfen müssten. Damals war ich noch so naiv und hatte das System noch nicht durschaut.

Heute weiß ich, dass von gewissen Seiten, vor allem von der Trägerseite, gar keine Veränderungen gewünscht werden. Von Pflegekräften wurde mir sogar mitgeteilt, dass es Heimleiter gab, die unmissverständlich kundgetan hatten, dass es nicht gerne gesehen werde, wenn sich Pflegekräfte am Pflegestammtisch beteiligen. Damals konnte ich es nicht verstehen. Heute ist mir schon klar, dass Heimleitungen entsprechender Heime nicht daran interessiert sind, dass sich das Personal an solchen Organisationen beteiligt. In den Veranstaltungen wurden Missstände in den verschiedenen Heimen offen angesprochen. Heime, in denen skandalöse Zustände herrschten, wurden beim Namen genannt und von Angehörigen und von wenigen mutigen Pflegekräften angeprangert. Und es wurde über Lösungen gesprochen, die zur Verbesserung der Pflegesituation beitragen sollten – Lösungen, die manchem Heimleiter nicht gefallen haben. Außerdem hatten wohl manche Heimleiter Angst davor, selbst beim Namen genannt zu werden.

Durch meine Art, Missstände und Versäumnisse in der Pflege – sowohl am Stammtisch als auch gegenüber der Presse – öffentlich anzusprechen, machte ich mir schon bald einen Namen. Durch meine Ehrlichkeit und Offenheit erwarb ich mir aber nicht nur Freunde. Ganz im Gegenteil. Weil ich immer wieder den Finger in die Wunde legte, wuchs auch die Zahl meiner Kritiker. Die meisten von ihnen finden mich lästig und fühlen sich auch heute noch von mir angegriffen. Meist völlig zu Recht. Da kommt so ein »Dahergelaufener«, der von der Pflege keine Ahnung hat, und will anderen sagen, wie es besser geht. Aussagen wie: »Was will der mit seiner kleinen Klitsche«, wurden mir zugetragen.

Meine Gegner hielten und halten sich aber bis heute mit ihrer Kritik jedoch meist nur im Hintergrund. Es kommt äußerst selten vor, dass sich mal einer aus der Deckung wagt. So mancher befürchtet wohl, von mir bloßgestellt zu werden. Schließlich habe ich vorgemacht, wie es geht. Aber eben nur durch Verzicht auf Gewinn (ausführlich dazu in Kapitel 3). Diese Einstellung können sich Heimleiter, die bei großen börsennotierten Unternehmen beschäftigt sind, meist nicht leisten, selbst wenn sie gerne wollten.

Es gibt aber auch Heimleiter, die mir zwar widersprechen – dies aber auf sehr konstruktive Art und Weise tun. Ihnen bin ich sehr dankbar. Denn von solchen Menschen, die schon lange in der Pflege arbeiten, kann ich auch heute immer noch was lernen. Meist handelt es sich dabei um Heimleiter, denen ich auch meine Mutter anvertrauen würde. Heimleiter, die zwar auch nicht immer in der Lage sind, eine optimale Pflege zu gewährleisten, die aber die ihnen zur Verfügung stehenden Mittel optimal einsetzen. Heimleiter, die es ernst meinen, wenn sie darüber sprechen, dass sie sich für gute Pflege einsetzen.

Trotz großem Aufwand und größten Bemühungen waren die Verbesserungen im Pflegebereich aber bisher nur marginal. Doch warum laufen all diese Bemühungen ins Leere? Weil sich die mächtigen Lobbyisten immer wieder erfolgreich und mit aller Macht gegen Veränderungen wehren und unsere Politiker nur deren Handlanger und auf ihren eigenen Vorteil bedacht sind. Das habe ich auch selbst bei unserem Pflegestammtisch erkennen müssen. Ich war davon ausgegangen, dass man Politiker nur auf die Missstände und Versäumnisse aufmerksam machen muss, dann werden sie sich schon darum kümmern. Ich war so naiv zu denken, dass sich Politiker für Verbesserungen in der Pflege einsetzen, wenn sie davon Kenntnis erhalten. Damals wusste ich noch nicht, dass Politiker bereits wissen, was Sache ist, aber gar nicht daran interessiert sind, etwas zu ändern. Briefe, die ich an verschiedene Stellen schrieb, wurden mit salbungsvollen Worten und leeren Versprechungen beantwortet. Meist wurde mir darin auch mitgeteilt, was seitens der Politik schon alles unternommen worden sei. Wie ich heute weiß, war das alles nur Blabla.

Trotz all dieser Widerstände haben in den letzten Jahren viele engagierte Menschen erkannt, dass es höchste Zeit ist, etwas zum Positiven zu verändern. Ich habe in den vergangenen Jahren viele solcher Menschen und Organisationen kennengelernt, die sich mit aller Kraft für bessere Pflege einsetzen und dafür kämpfen. Es handelt sich dabei um Menschen und Organisationen, die nicht in einer Abhängigkeit zu den großen Trägern sind. Einige davon möchte ich im Folgenden gern vorstellen.

Ein Verband, der sich schon seit Jahren vehement für bessere Pflege einsetzt und vor dem ich größte Hochachtung habe, ist der Pflege-SHV – der Pflege-Selbsthilfeverband. Er wurde im Oktober 2005 auf Initiative von Adelheid von Stösser gegründet. Der Verband versteht sich nicht nur als eine »Interessensgemeinschaft von Pflegebedürftigen, pflegenden und begleitenden Angehörigen, Fachkräften sowie allen Personen, die mit Pflege befasst sind«. Frau von Stösser und ihre Unterstützer denken und handeln auch nach diesem Motto. Würden Politiker sich die Mühe machen, auf die Homepage des Pflege-SHV zu schauen, dann hätte sie Lösungen für eine bessere Pflege. Doch leider führen alle diese unermüdlichen Bemühungen bisher zu keinem deutlichen Erfolg. Trotzdem ist es bewundernswert, dass Frau von Stösser und ihre Mitstreiter sich nicht entmutigen lassen und weiter für eine bessere Pflege kämpfen. Aktuell hat die Pflege-SHV die Aktion »Irrweg Alzheimer« ins Leben gerufen. Sie will damit den Schutz von dementen Menschen vor Entrechtung und Entwürdigung erreichen. Es wäre schön, wenn sie diesmal bei den Politikern und Entscheidungsträgern ein offenes Ohr finden würde.

Eine weitere wertvolle Organisation, die sich für die Verbesserung der Pflege einsetzt, ist die Initiative »Rosenblätter im Irrgarten« von Frau Annett Kleischmantat. Frau Kleischmantat hat im Jahr 2013 eine Petition im Bundestag eingereicht. Gegenstand dieser Petition war in erster Linie die Personalknappheit und die Forderung, den Personalbedarf in der Pflege neu zu überprüfen. Dazu hat sie mehr als 108 000 Unterschriften gesammelt. Sie wurde daraufhin am 11. März 2013 zu einer öffentlichen Anhörung in den Petitionsausschuss geladen. Sie hatte dabei die Möglichkeit, den Ausschussmitgliedern die unhaltbare Situation in der Pflege zu schildern und Verbesserungen einzufordern. Diese Anhörung wurde im Fernsehen übertragen. Bei unserem letzten Augsburger Pflegestammtisch habe ich unter anderem auf diese Petition aufmerksam gemacht. Ich habe die Petition auch mit unterschrieben. Damals habe ich auch meine Meinung kundgetan, dass ich nicht an einen Erfolg diese Kampagne glaube, da ich zu diesem Zeitpunkt schon jeglichen Glauben an unsere Politiker verloren hatte. Leider sollte ich mit meine Meinung recht behalten.

Frau Kleischmantat hat die Ausschussmitglieder bei ihrer Rede auf den unzureichenden Personalschlüssel hingewiesen, hat mehr Transparenz gefordert und auf den systematischen Pflegenotstand aufmerksam gemacht. Sie hat also nichts anderes gemacht, als diese sogenannten Volksvertreter auf die unhaltbare Situation in der Pflege hinzuweisen. Es dauerte rund zwei Jahre, bis der Petitionsausschuss zu einer Antwort bereit war. Frau von Stösser, vom Verband Pflege-SHV, hat auf ihrer Homepage das Antwortschreiben wie folgt treffend beschrieben:

»Zusammengefasst lautet die Empfehlung des Petitionsausschusses an die Bundesregierung, alles so zu lassen, wie es ist. Laut unseren Volksvertretern im Petitionsausschuss, reichen die bestehenden und geplanten gesetzlichen Regelungen aus. Eine Notwendigkeit für weitere Maßnahmen zur Sicherstellung einer ausreichenden Personalbesetzung wird von diesen nicht gesehen.«

Mit dieser Zusammenfassung drückt sich Frau von Stösser noch sehr zurückhaltend aus. Schon die Tatsache, dass sich die Mitglieder des Petitionsausschusses bei einem so drängenden Problem so viel Zeit lassen, zeigt, was sie von der Petition halten. Da kommt eine Frau Kleischmantat und belästigt uns mit einer Petition, bei der es nach außen hin schwierig ist, diese so einfach abzutun. Schließlich wollen doch alle wiedergewählt werden. Also erst mal aussitzen und warten, bis sich die Sache wieder beruhigt hat. Und wenn die Petition allmählich in Vergessenheit geraten ist, dann kann man sie ablehnen. Je mehr Zeit vergeht, umso mehr vergessen die Menschen und die Aufregung über eine Ablehnung hält sich in Grenzen

Ebenso engagiert wie wirkungslos stellt sich die Initiative »Pflege am Boden« dar, ein von Parteien, Gewerkschaften und Berufsverbänden unabhängiger Zusammenschluss von Menschen, die in Pflegeberufen arbeiten, von pflegenden Angehörigen und Menschen, denen die Pflege am Herzen liegt. Gemeinsam wollen sie Politik und Gesellschaft auf die Missstände der derzeitigen Pflegesituation in Deutschland aufmerksam machen. Die Initiative fordert vom Gesetzgeber, so kann man auf der Homepage www.pflege-am-boden.de nachlesen, eine »Reformierung der Pflegepolitik, die die Situation für Pflegende, Gepflegte und Angehörige nachhaltig verbessert, damit in Zukunft die Würde des Menschen wieder an erster Stelle stehen kann«.

»Pflege am Boden« organisiert bundesweite Smartmobs. Pflegekräfte legen sich an zentralen Orten auf den Boden, um zu demonstrieren, dass die Pflege in Deutschland buchstäblich bereits am Boden liegt.

Doch obwohl es immer wieder Kontakt und Austausch mit Politikern gibt, verlaufen alle bisherigen Vorstöße von »Pflege am Boden« leider im Sand. So erklärte sich der Pflegebeauftrage der Bundesregierung, Karl-Josef Laumann, 2015 bereit zu einem Gespräch mit »Pflege am Boden« und versicherte unter anderem, dass er stark davon ausgehe, dass es mit der Einführung des nächsten Pflegestärkungsgesetzes mehr Personal geben werde. Das Gespräch fand am 17. März 2015 statt. Die Beteiligten der Aktion »Pflege am Boden« warten bis heute auf mehr Personal in den Heimen.

Dieses Beispiel zeigt deutlich, dass all die Aktionen von Politikern wahrgenommen werden und die Politiker bei ihren Auftritten die Pflegekräfte loben und »das Blaue vom Himmel« versprechen. Ändern wird sich aber nichts.

Deshalb mein Appell: Bleibt nicht am Boden liegen, sonst wird nur über euch hinweggestiegen oder ihr werdet sogar getreten. Es ist an der Zeit, aufzustehen und Rückgrat zu zeigen. Es ist an der Zeit, Selbstbewusstsein zu entwickeln und sich eben nicht mehr diesem System zu beugen. Dokumentiert nur noch, was wirklich geleistet wurde, und schreibt Überlastungsanzeigen, wenn die Arbeit nicht mehr zu bewältigen ist. Leistet keine Überstunden mehr für höhere Börsenkurse und Dividenden. Nehmt eure Rechte selbst in die Hand und gebt dem Pflegeberuf wieder ein gutes Ansehen. Und verlasst euch nicht auf das Geschwätz der Politiker.

Eine weitere spannende Initiative ist die Aktion www.menschenwuerde-in-der-altenpflege.de von Werner Kollmitz, einem Experten für das Altenpflegesystem. Auch Herr Kollmitz engagiert sich unermüdlich für Verbesserungen am Pflegesystem. Er schreibt Briefe an Politiker und andere Entscheidungsträger, organisiert oder beteiligt sich an Aktionen. Auch er ist mit seinen Unterstützern eine Institution, die fachlich kompetent Vorschläge macht. Auch bei ihm könnten Politiker erfahren, was getan werden müsste, damit pflegebedürftige Menschen eine angemessene Pflege bekommen.

Ich könnte noch über viele Seiten hinweg Menschen und Organisationen nennen, die sich uneigennützig und selbstlos immer wieder für gute Pflege einsetzen. Es sind Menschen, die den Finger in die Wunde legen. Menschen, die sich nicht stolz mit Politikern zeigen, sondern die diesen unangenehm und lästig sind und dies auch hoffentlich noch lange so bleiben.

Doch leider haben alle diese Menschen und Organisationen mit ihren Bemühungen und Aktionen keinen Erfolg. Sie sind eben keine mächtigen Lobbyisten, sondern Menschen, die ehrlich für Menschenwürde in den Heimen kämpfen.

Doch was kann unternommen werden, damit sich in der Pflege etwas zum Guten ändert? Es wäre ganz einfach und ist doch zugleich so schwierig und manchmal fast unmöglich. Die Pflegekräfte müssten erst einmal erkennen, wer sie eigentlich sind und welche Macht sie haben. Die Pflegekräfte selbst hätten es in der Hand, etwas zu verändern. Die große Frage dabei lautet nur: Wie schafft man es, die Pflegekräfte unter einen Hut zu bringen und zu solidarisieren?

Fast jeder Berufsstand hat eine Gewerkschaft oder eine Interessenvertretung. Fast jede Berufsgruppe wird von starken Interessengemeinschaften vertreten. Nur die Pflegekräfte stehen ohne eine starke Lobby da (siehe dazu ausführlich Kapitel 5). Während überall gestreikt wird, gibt es in der Pflege keine wirklichen gemeinsamen Aktionen gegen die Arbeitgeber. Im Gegenteil: Die Pflegekräfte erklären sich oftmals sogar solidarisch mit ihren Heimen, aus Angst, es könnte alles auf sie zurückfallen und ihre Arbeit in ein schlechtes Licht gerückt werden. Mitarbeiter, die Skandale aufdecken und sich nicht alles gefallen lassen, werden häufig von ihren eigenen Kollegen nicht etwa unterstützt, sondern als Nestbeschmutzer gemobbt. Ich habe in den letzten Jahren immer wieder Anrufe aus ganz Deutschland bekommen, bei denen sich die Anrufer hilfesuchend an mich gewandt haben. Darunter waren leider immer wieder Pflegekräfte, die mir skandalöse Zustände in den Heimen, in denen sie arbeiteten, geschildert haben. Darunter waren leider viele Pflegekräfte, die aus Angst vor den eigenen Kollegen und nicht aus Angst vor der Heimleitung, lieber nichts unternommen haben. Und solange sich viele Pflegekräfte zwar nach außen hin über die schlechten Zustände beklagen und dann in den eigenen Heimen die schlechte Pflege durch ihr Verhalten weiter fördern, so lange wird sich auch nichts ändern.

Doch wie müsste der Beitrag der Pflegekräfte aussehen, um die Pflege zum Besseren zu verändern? Wie könnten die Politiker, die Kassen und die großen Träger dazu gezwungen werden, die Pflegesituation zu verbessern?

Auch ich habe Visionen und Träume. Manchmal stelle ich mir vor, dass die Pflegekräfte erkennen, dass sie mit daran schuld sind, dass mit schlechter Pflege viel Geld verdient wird und mit guter Pflege eben keines. Manchmal stelle ich mir vor, dass die Pflegekräfte realisieren, wie sie von den Trägern und von manchen Heimleitungen manipuliert und missbraucht werden. Ich träume davon, dass die Pflegekräfte nur noch das dokumentieren, was sie tatsächlich an Pflegeleistungen in ihrer Schicht geschafft haben. Dass sie nicht mehr bereit sind zu lügen, nur damit die Heim- und Pflegedienstleitung zufrieden ist. Und in meinen kühnsten Träumen stelle ich mir vor, dass sich keine Pflegekraft mehr dazu hergibt, bei Nacht alleine für 60 Bewohner und mehr Dienst zu schieben, weil das gefährliche Pflege ist und schlimmstenfalls die Pflegekraft dafür verantwortlich gemacht wird, wenn etwas Schlimmes passiert.

Was wären die Folgen? Bei den Heimprüfungen würden der MDK und auch die Heimaufsicht feststellen, dass die gesetzlich vorgeschriebenen Pflegemaßnahmen mit diesem Personalschlüssel nicht geleistet werden können. Und das müsste der MDK den Pflegekassen mitteilen. Das ganze scheinheilige System, das sich diese geldgierigen Träger ausgedacht haben, würde zusammenstürzen.

Welche Macht hätten die Pflegekräfte, würden sie sich organisieren! Was könnten sie nicht alles erreichen!

Auch ich selbst habe versucht, einen Beitrag zur Verbesserung der Pflege zu leisten. Nachdem all meine Bemühungen und die Bemühungen anderer Organisationen ins Leere gegangen und vonseiten der Politik nur mit Ignoranz oder allenfalls mit salbungsvollen Worten bedacht worden waren, war ich ziemlich frustriert und dachte schon ans Aufgeben. Der Kampf für bessere Pflege gleicht einem Kampf gegen Windmühlen. Aus diesem Grund habe ich auch den Augsburger Pflegestammtisch im September 2012 aufgelöst. Ich hatte erkannt, dass die Gegner der guten Pflege einfach zu mächtig sind und somit unangreifbar.

In dieser Zeit las ich von der Doktorarbeit einer Frau Dr. Susanne Moritz. Frau Dr. Moritz hatte in ihrer Dissertation herausgearbeitet, dass auch zukünftige potenziell pflegebedürftige Menschen Verfassungsbeschwerde beim Bundesverfassungsgericht einreichen dürfen. Und zu diesem Personenkreis zähle ich mich mit meinen 59 Jahren. Grundsätzlich ist es eigentlich so, dass nur derjenige beschwerdebefugt ist, der selbst von einer Grundrechtsverletzung betroffen ist. Es gab aber schon Ausnahmen. Die hohen Anforderungen des Bundesverfassungsgerichts wurden schon in besonders gelagerten Fällen gelockert, wenn eine ernsthaft besorgende Grundrechtsgefährdung vorliegt und der von der Grundrechtsverletzung betroffene Personenkreis nicht in der Lage ist, selbst Klage einzureichen. So geschehen zum Beispiel zum Schutz ungeborener Kinder, da hier eine Klage derjenigen, gegen die eine Grundrechtsverletzung vorliegt, nicht möglich ist. Genauso ist es auch bei pflegebedürftigen Menschen. Diese sind aufgrund ihrer körperlichen und – im Fall von Demenz – wegen ihrer geistigen Verfassung nicht mehr in der Lage, selbst gegen Grundrechtsverletzungen in den Heimen zu klagen.

Der Rechtsanwalt Alexander Frey war der erste, der aufgrund der Dissertation von Frau Dr. Moritz für mehrere Mandanten eine Verfassungsbeschwerde eingereicht hat. Parallel dazu legte ich am 18. Juni 2014 selbst eine 21-seitige Verfassungsbeschwerde ein. Wenige Monate später wurde auch vom Sozialverband VdK, stellvertretend für sieben Beschwerdeführer, die aufgrund ihrer Lebenssituation damit rechnen mussten, in ein Pflegeheim ziehen zu müssen, Verfassungsbeschwerde erhoben.

Und jetzt raten sie mal, wer die Verfassungsbeschwerde nicht nur nicht unterstützt hat, sondern auch offiziell dagegen war? Natürlich unsere höchsten Politiker. Unsere Bundeskanzlerin, die einen Eid abgelegt hat, Schaden vom Volk abzuwenden, hat den VdK und somit auch mich aufgefordert, diese Verfassungsklage zu unterlassen. »Machen Sie doch zuerst noch ein bisschen Druck auf uns, bevor Sie zum Bundesverfassungsgericht gehen«, sagte Frau Merkel auf dem Verbandstag des VdK im Mai 2014. So eine Aussage von der mächtigsten Politikerin in Deutschland ist an Hohn und Spott gegenüber der Pflege wohl kaum zu überbieten. Dass die meisten anderen Politiker der gleichen Meinung waren, brauche ich wohl erst gar nicht zu erwähnen. Anstatt Unterstützung seitens der Politik für eine bessere Pflege kam nur Ablehnung oder wenn es nicht anders ging, die üblichen salbungsvollen Worte, denen keine Taten folgen.

Doch da gibt es ja schließlich das »unabhängige« Bundesverfassungsgericht, das mit »unabhängigen« Richtern besetzt ist. So dachte ich zumindest. Aber nach dem meine Verfassungsbeschwerde innerhalb eines Monats abgelehnt worden war, unter anderem weil ich meine Grundrechtsverletzungen nicht substanziiert genug dargelegt hatte, habe ich nicht nur eine entsprechende Beschwerde ans Gericht geschrieben, sondern mich auch näher mit dessen Besetzung befasst. Wer es nicht weiß: Die Richter des Bundesverfassungsgerichts werden von den Parteien des Bundestags und Bundesrats bestimmt. So sitzt nur eine Richterin, die von den Grünen vorgeschlagen wurde, im Verfassungsgericht. Alle anderen sind durch die Gnade von CDU, CSU und SPD zu diesem Posten gekommen. So sitzt unter anderem mit Herrn Peter Müller der ehemalige Ministerpräsident der CDU im Saarland als Richter im Verfassungsgericht. Zu erwähnen ist auch der Vizepräsident des Bundesverfassungsgerichts, Ferdinand Kirchhof. Bereits sein Vater war von 1959 bis 1979 Richter am Bundesverfassungsgericht, danach sein älterer Bruder Paul von 1987 bis 1999 und jetzt eben Ferdinand Kirchhof. Also scheinbar alles in Familienhand. Vielleicht machen Sie sich selbst einmal die Mühe, die Zusammensetzung des Bundesverfassungsgerichts und dessen Richter genauer unter die Lupe zu nehmen. Um nicht wieder vor Gericht zu landen, behalte ich hier meine Meinung über deren Objektivität für mich. Sie können sich dann Ihre eigene Meinung bilden.

Nachdem ich mich genauer über das Bundesverfassungsgericht informiert hatte und sogar unsere Bundeskanzlerin sich öffentlich gegen eine Verfassungsbeschwerde für eine bessere Pflege ausgesprochen hatte, gingen meine Hoffnungen für einen Erfolg meiner Verfassungsbeschwerde gegen null.

Einige Tage vor Weihnachten kam dann auch tatsächlich die formale Ablehnung der Verfassungsbeschwerde. Eine aussagefähige Begründung wurde nicht mitgeliefert. Nur der Hinweis, dass es keine weitere Klagemöglichkeit gibt. Obwohl ich damit gerechnet hatte, fiel ich damals schon in ein Loch. Eine winzig kleine Hoffnung hatte ich doch noch gehabt, dass das Gericht die untragbare Situation in der Pflege zum Thema macht. Schließlich dachte ich, dass Gerichte »im Namen des Volkes« urteilen (eine Zusammenfassung der Verfassungsbeschwerde findet sich im Anhang).

11

Alles muss sich ändern
Eine Utopie

Damit sich in der Pflege etwas zum Positiven ändert, brauchen wir nicht ständig neue Reformen und immer neue Gesetze, die die eigentliche Pflege immer noch komplizierter machen (siehe dazu unter anderem Kapitel 9). Denn was hat das Ganze bisher gebracht? Da die Medien immer wieder von Skandalen und schlechter Pflege berichten, kommt es immer wieder zu blindem Aktionismus, und es werden Gesetze erlassen, die die Pflege nicht nur noch schwieriger machen, sondern so kompliziert sind, dass sogar Fachleute Probleme haben, diese zu verstehen, geschweige denn umzusetzen. So gibt es unter anderem Gesetze wie:

- Pflege-Neuausrichtungsgesetz
- Pflege-Weiterentwicklungsgesetz
- Pflegevorsorgezulage-Durchführungsverordnung
- Pflegebeteiligungsverordnung
- Die Pflegestärkungsgesetze 1 bis 3

... und noch viele andere Gesetze und Vorschriften, die keiner mehr versteht.

Ähnlich kompliziert sieht es im Gesundheitssystem aus. Immer neue Gesetze, immer neues Flickwerk. Und anstatt, dass sich etwas verbesset hätte, wurde es immer noch schlechter.

Nein, wir brauchen ein komplett neues Gesundheitssystem. Ich spreche bewusst von einem Gesundheitssystem und nicht nur von einem neuen System für die Pflege. Denn wie ich im Politikkapitel bereits dargestellt habe, ist die Pflege direkt mit der Gesundheit verbunden.

Weg mit all den Vorschriften und Gesetzen und hin zu einem System, das sowohl den alten und pflegebedürftigen Menschen als auch die kranken Menschen im Blick hat.

Dass das nicht wirklich möglich ist, ist mir im Grunde meines Herzens auch bewusst. Und wenn ich in Talkshows und Diskussionsrunden gefragt werde, was sich in Deutschland ändern muss, dann lege ich, wie in den bisherigen Kapiteln dieses Buches, den Finger auf das, was im Argen liegt und nenne Gesetze und Paragrafen, die uns in der Pflege das Leben erschweren. Doch mit den Veränderungen an bestehenden Gesetzen und Systemen ist es ähnlich wie mit einem alten, baufälligen Haus. Da wird der Dachstuhl geflickt, eine einsturzgefährdete Mauer abgestützt, die Wände werden mit neuer Farbe aufgepeppt und auch sonst wird an allen Ecken und Enden herumgeschustert. Bei all den Veränderungen bleibt es ein altes, baufälliges Haus.

Wie würde es aussehen, wenn ich den Istzustand ausblenden könnte? Noch habe ich die Fähigkeit zu träumen nicht verloren, und ich frage mich, was notwendig wäre, was für Rahmenbedingungen es bräuchte, um gute und finanzierbare Pflege zu gewährleisten. Wie würde so ein System aussehen, das eine wirkliche Verbesserung der Pflege bieten würde?

Nun, beginnen wir zunächst mit dem System an sich und seiner Finanzierung.

In Deutschland herrscht angeblich ein Solidaritätsprinzip. Das Solidaritätsprinzip ist die Grundlage des sozialen Zusammenlebens und bedeutet, dass jeder Bürger nicht nur für sich alleine verantwortlich ist, sondern auch für die Gemeinschaft, in der er lebt. Denn nur eine Gemeinschaft, die ganzheitlich funktioniert, ist eine gute Gemeinschaft.

Deshalb sollte auch jeder Deutsche, der Einnahmen hat, in dieses Sozialsystem einbezahlen müssen. Bislang ist es leider so, dass nur der ins Sozialsystem einzahlen muss, der einer bezahlten Arbeit nachgeht. Jeder, der ein Gehalt bezieht, wird von seinem Arbeitgeber automatisch bei der Sozialversicherung und Rentenversicherung angemeldet. Wer aber Einnahmen aus Immobilienbesitz oder aus Aktienvermögen hat, der muss lediglich eine Abgeltungssteuer von 25 Prozent bezahlen. Ein Beitrag für das Sozialsystem muss nicht geleistet werden. Dabei handelt es sich bei dem Personenkreis um Menschen mit einem entsprechenden Vermögen. Ich will hier keine Neiddebatte anstoßen. Ich gönne jedem seinen Besitz. Aber es soll sich jeder auch am Staat beteiligen.

Hier nur ein Beispiel: Jeder Arbeiter, der bei BMW am Fließband steht, muss von seinem Lohn einen prozentualen Anteil als Beitrag an die Krankenkasse, die Pflegekasse und die Rentenkasse abführen. Frau Klatten, die dank Geburt einen Teil des Unternehmens geerbt hat und im Jahr schon mal einen Gewinn von 300 Millionen macht, ohne dafür zu arbeiten, muss diesen Gewinn mit nur 25 Prozent Abgeltungssteuer pauschal versteuern. Dabei gehört Frau Klatten nicht einmal zu den Superreichen in Deutschland.

Warum werden Einkommen aus Immobilien, Aktien und sonstigen Renditen nicht mit einem gewissen Prozentsatz am Sozialsystem beteiligt? Dann wäre genügend Geld im Gesundheitssystem und auch in der Rentenkasse. Das Sozialsystem müsste umlagefinanziert betrieben werden, das bedeutet, dass eben jeder, der ein Einkommen hat, auch einen Anteil davon in das Sozialsystem einbezahlen muss. In Ländern wie Österreich und der Schweiz ist das bereits der Fall. Dabei ist vor allem die Schweiz ein Rückzugsort der Reichen. Aber dort finden alle dieses System in Ordnung. Dieses umlagefinanzierte Sozialsystem führt dazu, dass in Österreich zum Beispiel kein Angehöriger für die Pflege seiner Eltern aufkommen muss. Und Altersarmut, wie in Deutschland, ist dort auch kein Thema.

Gehen wir einen Schritt weiter – hin zu den Kranken- und Pflegekassen. Es gibt in Deutschland fast 200 verschiedene Krankenkassen und fast noch einmal so viel Pflegekassen. Krankenkassen und Pflegekassen sind keine Wohlfahrtsverbände, die nur die Pflege und Gesundheit ihrer Versicherten im Auge haben. Vielmehr handelt es sich bei diesen Versicherungen, das haben wir inzwischen erkannt (siehe Kapitel 7), um Wirtschaftsunternehmen, deren erstes Ziel die jährlichen Gewinne sind. Jede dieser Kassen und Versicherungen hat gut bezahlte Vorstände. In jeder dieser Versicherungen und Kassen gibt es zum Teil aufgeblähte Verwaltungen, die von den Beiträgen bezahlt werden. Es gibt Versicherungsvertreter, die von Provisionen leben, die ebenfalls von den Beiträgen bezahlt werden. Eine Menge Geld, das dem Gesundheitssystem verloren geht.

Warum gibt es nicht eine Bürgerversicherung, in die, ohne Ausnahme, alle Bürger, unter Einbeziehung aller Einkünfte, einbezahlen müssen? Somit hätten auch alle Menschen bei Eintritt des Versicherungsfalles Anspruch auf die gleichen Leistungen. Wer darüber hinaus höhere Leistungen, wie etwa ein Einzelzimmer oder Chefarztbehandlung im Krankenhaus möchte, der kann sich privat zusatzversichern. Viel Geld, das im derzeitigen Versicherungssystem verloren geht, käme den Versicherten zugute. Und bei der schon erwähnten Umlagefinanzierung käme zudem auch deutlich mehr Geld in diese Versicherung.

Hier kommt oft das Argument, es würden dadurch Zehntausende Arbeitsplätze verloren gehen. Sicherlich. Doch die Beschäftigungsmöglichkeiten in der Pflege sind schier unendlich. Es fehlen zahlreiche hochqualifizierte Mitarbeiter. Viele ehemalige Versicherungsmitarbeiter könnten hier eine neue Berufung finden. Und um die Manager und Aufsichtsräte mache ich mir keine Sorgen. Außerdem ist gerade die Rede davon, dass VW, unter anderem wegen der Abgasschummeleien, über 30 000 Stellen abbaut. Da ist die Aufregung wesentlich geringer.

Wenn sich meine Visionen in diese Richtung nur ansatzweise umsetzen ließen, dann wäre so viel Geld für die kranken und alten Menschen vorhanden, dass eine menschenwürdige Kranken- und Altersversorgung kein Problem wäre. Am vorhandenen Geld könnte eine gute Pflege nicht mehr scheitern.

Jetzt stellt sich noch die Frage, wie das vorhandene Geld bei den alten, pflegebedürftigen Menschen ankommt und nicht als Gewinn in den Taschen der Heimbetreiber und

Aktionäre verschwindet. Dazu müsste das Vergütungssystem ganz verändert werden. Sowohl in der Pflege als auch im Gesundheitssystem. Ich werde mich hier aber nur auf die Pflege konzentrieren.

Das momentane Vergütungssystem ist so ausgelegt, dass Einsparungen in der Pflege die Gewinne erhöhen. Die Betreiber der Heime sind bestrebt, diese Gewinne immer wieder zu steigern. Dieser Aspekt der Gewinnmaximierung durch immer mehr Einsparungen muss aus der Pflege und dem gesamten Gesundheitssystem verschwinden. Der Mensch darf nicht länger als Wirtschaftsfaktor herhalten müssen.

Um der Lösung dieses Problems einen Schritt näher zu kommen, müssen wir uns an die Pflegesatzverhandlungen aus Kapitel 7 zurückerinnern: Die Heimkosten werden derzeit nicht von den Heimen selbst festgelegt, sondern die Heime müssen die Tagessätze mit den Kassen und den Sozialhilfeträger, in Bayern sind das die Bezirke, verhandeln. Man könnte nun meinen, dass es den Kassen völlig egal ist, wie hoch die tatsächlichen Heimkosten sind, schließlich zahlen die Kassen ja, je nach Pflegestufe oder Pflegegrad, nur einen Fixkostenanteil. Den Rest der Heimkosten muss der Bewohner aus Eigenmitteln erbringen. Bei den Pflegesatzverhandlungen geht es aber auch um die Personalbemessung. Eine Steigerung des Personals oder der Löhne hätte zwangsläufig auch eine Steigerung der Kassenpauschalen zur Folge. Deshalb liegt es im besonderen Interesse der Kassen, die Pflegesätze, also die tatsächlichen Kosten für einen Heimaufenthalt, möglichst gering zu halten. Die größte Last bei der Erhöhung der Pflegesätze und somit der Heimkosten, käme allerdings auf die Sozialhilfeträger zu.

Denn diese müssen einspringen, wenn die Renten nicht ausreichen, um den Eigenanteil der Heimkosten zu zahlen. Dass immer mehr Heimbewohner nicht mehr in der Lage sind, die Heimkosten aus Eigenmitteln zu bestreiten und diese Zahl sich in den nächsten Jahren noch erhöhen wird, habe ich bereits ausgeführt. Entsprechend gering ist auch von dieser Seite das Interesse, die Pflegesätze zu erhöhen.

Was müsste sich also ändern? Eigentlich ganz einfach. Es dürfte nur noch das bezahlt werden, was tatsächlich geleistet wurde – weg von pauschalen Vergütungen, wie sie bei den Pflegesatzverhandlungen ausgehandelt werden und die Spielraum für Manipulationen lassen, hin zu einer Vergütung, die dem Wohle der Bewohner zugutekommt.

In erster Linie hängt Pflege von gutem Personal ab. Deshalb muss sich hoher Personaleinsatz rentieren. Bislang ist es so, dass die Pflegesatzverhandlungen mit fiktiven und nicht mit den realen Personalkosten geführt werden. Seitens der Heime werden die höchstmöglichen Personalkosten bei den Pflegesatzverhandlungen angesetzt – woraufhin sie dann im Heimalltag versuchen, die Kosten durch alle möglichen legalen und nicht ganz so legalen Tricks zu drücken. Das gilt übrigens auch für alle anderen in den Pflegesatzverhandlungen ausgedealten Posten. Ob die Gelder dann von den Heimen tatsächlich für die angeführten Leistungen verwendet werden, wird leider nicht mehr kontrolliert. Somit können Heime die Gewinne dadurch in die Höhe treiben, dass sie die tatsächlichen Kosten, im Gegensatz zu den kalkulierten Kosten, so niedrig wie möglich halten. Wie das geht, habe ich bereits geschildert (siehe ausführlich Kapitel 3) – in erster Linie durch Einsparungen beim Personal, beim Essen und durch Auslagerung von Leistungen an Fremdfirmen. Würde hingegen nur noch das Personal vergütet, das tatsächlich in einem Heim beschäftigt ist, würde eine Einsparung keinen Gewinn mehr erbringen. Ein Heim, das wenig Personal beschäftigt, muss dann auch weniger für die Pflege verlangen. Das würde schließlich bedeuten, dass es für viel Personal eine hohe Vergütung und wenig Personal eine geringere Vergütung gibt. Und das würde dazu führen, dass in jedem Heim genügend Personal vorhanden ist.

Im Zeitalter von Computern ist es kein Problem mehr, die tatsächlichen Kosten als Grundlage für die Verhandlungen zu verwenden. Jedes Heim kann anhand der Lohnabrechnungen diese Zahlen liefern und dann mit den realen Zahlen zuzüglich einer kalkulierten Lohnsteigerung beim Aushandeln der Tagessätze agieren.

Darüber hinaus müssen die Heimkosten von den Pflegegraden abgekoppelt werden. Es muss für jeden Heimbewohner die gleiche Summe bezahlt werden, egal wie groß der Pflegeaufwand ist. Bisher wird, je höher der Pflegegrad ist, eine höhere Vergütung genehmigt. Es ist somit derzeit kein Anreiz vorhanden, einen Bewohner durch gute Pflege zu aktivieren, geschweige denn seinen Zustand so zu verbessern, dass er in einen niedrigeren Pflegegrad kommt. Wenn ich aber für jeden Bewohner die gleiche Vergütung bekomme, dann liegt es im Interesse des Heimes, den Bewohner so fit wie möglich zu halten. Denn dann ist der pflegerische Aufwand geringer. Und Heime, die gut pflegen, haben ganz nebenbei noch einen guten Ruf und somit eine bessere Auslastung.

Bei diesem Vergütungssystem würde es sich dann auch rechnen, eigenes Hauswirtschaftspersonal anzustellen. Keine Pflegekraft müsste dann Essen zubereiten oder putzen und waschen. Das Pflegepersonal hätte wieder mehr Zeit für die eigentliche Pflege am Menschen und auch wieder Zeit, sich mit den Bewohnern zu beschäftigen.

Das fest angestellte Hauswirtschaftspersonal wäre mit den Abläufen in den Heimen vertraut und würde die Bewohner kennen – anders als bei Fremdfirmen, die in erster Linie Billigkräfte beschäftigen und einen entsprechenden Personalwechsel haben. In den Krankenhäusern hat diese Auslagerung an Billigfirmen übrigens auch direkt mit den multiresistenten Keimen zu tun. Es wurde wissenschaftlich nachgewiesen, dass die Hygiene in den Krankenhäusern nach der Vergabe der Putzdienste an Fremdfirmen merklich nachgelassen hat.

Ähnlich verhält es sich mit der Verpflegung. Wenn ein Heim einen bestimmten Satz für die Verpflegung ausgehandelt hat, dann lässt sich auch hier der Gewinn steigern, wenn das Essen von einem Billig-Caterer angeliefert wird. Denn auch hier ist die Differenz von den ausgehandelten Kosten zu den tatsächlichen eine Gewinnsteigerung.

Wenn also nur das vergütet würde, was tatsächlich in der Pflege geleistet wird, dann wäre jeglicher Anreiz, an der Qualität zu sparen, verloren. Da es auch legitim ist, Gewinne zu machen, wäre es sicher sinnvoll, auch diesen einzuplanen und zu vergüten. Dieser müsste sich aber an den tatsächlichen Leistungen orientieren. So könnte beispielsweise auf die tatsächlichen Kosten eine Gewinnspanne von 15 Prozent aufgerechnet werden. Dann wäre auch dadurch der Anreiz vorhanden, so viel Personal einzustellen, wie es nötig ist.

Sicher muss es Grenzen geben. Ich verlange keine Luxuspflege. Aber eine gute, menschenwürdige Pflege. Dazu könnten dann wirklich unabhängige Sachverständige Vorgaben erarbeiten, wie viel Personal ein Heim benötigt. Hier muss eine Obergrenze geschaffen werden, um einen Missbrauch in die andere Richtung zu verhindern. Außerdem müssten Leistungen, die an Fremdanbieter vergeben werden, deutlich niedriger vergütet werden – ohne Gewinnzuschlag. Sonst bestünde die Möglichkeit auch hier, wieder mit manipulierten Kosten die Gewinne künstlich in die Höhe zu treiben.

Dieses System hätte aber auch noch einen ganz anderen Effekt. Durch dieses Vergütungssystem könnten endlich angemessene Löhne in der Pflege bezahlt werden. Außerdem würden sich, wenn genügend Personal vorhanden ist, die Arbeitsbedingungen in den Pflegeheimen deutlich verbessern. Die Pflegekräfte könnten wieder so pflegen, wie sie es gelernt haben und müssten nicht mehr im Akkord die Bewohner abfertigen. Und sie müssten nicht mehr Überstunden im dreistelligen Bereich vor sich herschieben.

Das wiederum würde den Pflegeberuf wieder attraktiv machen. Die guten Pflegekräfte würden ihren Beruf nicht mehr aus Frust und Überlastung an den Nagel hängen. Es gäbe vermutlich auch keine Skandale mehr, weil durch genügend Personal auch die Fehlerquote sinken würde. Der Pflegeberuf bekäme wieder ein positiveres Image. Schulabgänger könnten sich wieder als erste Alternative für den Pflegeberuf begeistern und nicht mehr als Notlösung.

Für mich wäre es außerdem eine Überlegung, ob eine Pflegefachkraft nicht wieder mehr Kompetenzen bekommt. Früher durfte eine Pflegefachkraft auch Medikamente verordnen – zum Beispiel in der Nacht eine Kopfschmerztablette –, wozu heute nur noch Ärzte befugt sind. In anderen Ländern wie zum Beispiel in den USA, die normalerweise kein Vorbild in Sachen Gesundheits- und Pflegesystem sind, werden die Kranken- und Altenpfleger entsprechen ausgebildet und haben auch dadurch eine höhere Qualifikation und ein höheres Ansehen. Und die Ärzte, die auch immer am Limit arbeiten, würden dadurch zumindest zum Teil eine gewisse Entlastung erfahren.

Am Anfang dieses Kapitels habe ich auf einige Gesetze hingewiesen, die in der Pflege beachtet werden müssen. Es handelt sich dabei, wie gesagt, nur um einige wenige ausgewählte Vorschriften von sehr vielen. Diesen ganzen Gesetzesdschungel bräuchte es nicht, wenn das Vergütungssystem wie beschrieben verändert werden würde. Schon alleine die Vielzahl von Gesetzen, die die unterschiedlichen Leistungen regeln, bräuchte es nicht mehr. Wer pflegebedürftig ist, hat Anspruch auf Versorgung. Wenn in Heimen für jede Pflegestufe die gleiche Pauschale bezahlt werden würde, bräuchte es kein aufwendiges, teures und personalintensives Begutachtungssystem mehr. All die Pflegekräfte, die zum MDK gewechselt sind und diese zeitaufwendigen, komplizierten Begutachtungen machen müssen, stünden wieder der eigentlichen Pflege zur Verfügung.

Wer pflegebedürftig ist, hat eben ein Recht auf Pflege. Da nützt es nichts, wenn ein Pflegestärkungsgesetz Leistungen beinhaltet, die es gar nicht gibt. Und es nützt schon gar nichts, wenn dann dieses Gesetz so kompliziert ausgestaltet wurde, dass kaum ein Mensch überhaupt begreift, welche Leistungen den pflegebedürftigen Menschen, vor allem im ambulanten Bereich, überhaupt zustehen.

Statt vieler komplizierter Regelungen, durch die man vor lauter Bäumen den Wald nicht mehr sieht, brauchen wir ein Gesetz, das so ausgestaltet ist, dass gute und menschenwürdige Pflege Vorschrift wird. In diesem Zusammenhang möchte ich auf die »Charta der Rechte hilfe- und pflegebedürftiger Menschen« hinweisen. Diese wurde bereits im Jahr 2005 von der vom Deutschen Zentrum für Altersfragen initiierten Arbeitsgruppe »Runder Tisch Pflege«, an der viele Vertreterinnen und Vertreter aus Verbänden, aus Ländern und Kommunen, Praxis und Wissenschaft teilnahmen, und dem Familien- und Gesundheitsministerium erarbeitet und hat leider keinerlei rechtliche Bindung. In der Präambel steht: »Jeder Mensch hat uneingeschränkten Anspruch auf Respektierung seiner Würde und Einzigartigkeit. Menschen, die Hilfe und Pflege benötigen, haben die gleichen Rechte wie alle anderen Menschen.« Dann folgen die einzelnen Artikel der Charta:

- Artikel 1: Selbstbestimmung und Hilfe zur Selbsthilfe
- Artikel 2: Körperliche und seelische Unversehrtheit, Freiheit und Sicherheit
- Artikel 3: Privatheit
- Artikel 4: Pflege Betreuung und Behandlung

und so weiter.

In dieser Charta steht so ziemlich alles, was gute und menschenwürdige Pflege ausmacht. Das ist wahrscheinlich auch der Grund, warum diese Charta keine gesetzliche

Bindung hat. Stellen Sie sich mal vor, die Geschwindigkeitsbeschränkungen auf unseren Straßen wären nur als Leitlinie gedacht. Die meisten Autofahrer würden sie ignorieren. Und genauso ist es in der Pflege.

Dabei bräuchte man sich nur einmal in einem Heim umschauen, was die Bewohner benötigen. Sie brauchen genügend Personal, sie brauchen ausreichendes und gutes Essen, sie brauchen eine menschliche Begleitung bis zum Tod und alles, was das Leben lebenswert macht. Und all das muss im Gesetz verankert und vorgeschrieben werden. Dazu genügt ein einziges einfaches Gesetz, ähnlich der Pflegecharta. Wenn im Gesetz steht, dass eine Mindestanzahl an Pflegepersonal rund um die Uhr anwesend sein muss, dann wird es keine Heime mehr geben, die bei Nacht nur eine Pflegekraft für 80 Bewohner einsetzen. Zur Erarbeitung von Gesetzen in der Pflege brauche ich keine Wissenschaftler, die nur theoretisches Wissen, aber von der eigentlichen Pflege keine Ahnung haben. Was für Vorschriften notwendig sind, könnten die Politiker erfahren, wenn sie sich nicht von den geldgierigen Trägern, sondern von den Pflegekräften und Heimleitern beraten ließen.

Weitere Anregungen, um die Pflege in Deutschland zu verbessern und auf ein deutlich höheres Niveau zu heben, liefert ein Blick nach Skandinavien. In skandinavischen Ländern ist die Pflege in die kommunale Infrastruktur eingebunden. Infolgedessen wird die Pflege weniger von den Angehörigen geleistet, sondern dort ist die Pflege professionalisiert, wobei private Anbieter fast keine Rolle spielen. Zentraler Gedanke dieses Systems ist ein möglichst langes selbstbestimmtes Leben, und es gibt niederschwellige alltagstaugliche Angebote bis hin zur professionelle Pflege zu Hause. Von stundenweiser Hilfe bis zur 24-Stunden-Betreuung ist alles möglich. Pflegende Angehörige werden nicht mit einem geringen Pflegegeld abgespeist, sie werden viel mehr zu einer Art Angestellten der Kommune. Beim Einzug in ein Heim übernimmt der Staat die Kosten für die Pflege. Nur die Kosten für Unterkunft und Verpflegung muss der Heimbewohner selbst tragen. Und ähnlich wie in Österreich werden Angehörige nicht unterhaltspflichtig, wenn die Rente fürs Heim nicht ausreicht.

Doch zurück nach Deutschland. Jedes System braucht auch Kontrollen. Im Kapitel 6 habe ich geschildert, wie die Überprüfungen durch den MDK und die Heimaufsichten stattfinden. Diese Kontrollen sind aber nicht geeignet, die eigentlichen Mängel in den Heimen aufzudecken. Außerdem haben die Kontrolleure zu wenig Befugnisse, um gegen skandalöse Pflege einzuschreiten. Das Pflege- und Wohnqualitätsgesetz sieht zwar in bestimmten Fällen Sanktionen vor. Diese werden aber zu selten angewandt, oder sie sind wirkungslos. Und wenn eine Heimaufsicht oder der MDK tatsächlich gegen Missstände vorgehen wollen, dann müssen sie oft jahrelange Verhandlungen vor den Verwaltungsgerichten führen, während die Heime einfach so weitermachen.

Um eine wirkliche Kontrolle der Heime zu gewährleisten, muss die Kontrollinstanz in völliger Unabhängigkeit prüfen können. Sie darf in keiner Abhängigkeit stehen, wie es momentan der Fall ist. Die Prüfer des MDK sind nicht frei von den Entscheidungen der Kassen und die Heimaufsichten unterstehen den Kommunen und Landkreisen, die selbst Heime betreiben. Darum ist es notwendig, eine neue Prüfinstanz zu gründen, die niemanden über sich hat und die frei von Einflüssen irgendwelcher Organe und natürlich frei von Einflüssen der großen Träger ist.

Die Prüfungen selbst dürfen sich auch nicht, wie bisher, auf die Dokumentation versteifen. Es muss geprüft werden, wie die tatsächlichen Abläufe in einem Heim sind. Das geht auch nicht an nur einem Tag. Die Prüfer müssen dazu mehrere Tage in den Heimen einfach mitlaufen und beobachten, wie die Pflege am Menschen geleistet wird. Dann können die Prüfer auch feststellen, ob tatsächlich die Prophylaxen zur Vermeidung von Stürzen und Druckgeschwüren jeden Tag durchgeführt werden. Sie könnten dann auch feststellen, wie der Umgang der Pflegekräfte mit den Bewohnern und auch untereinander ist. Denn auch das ist ein wichtiger Faktor für das Wohlbefinden der Bewohner. Die Prüfungen sollten darüber hinaus nicht nur defizitorientiert sein, sondern im Prüfbericht sollten auch alle positiven Erkenntnisse, die über den Heimbetrieb gewonnen wurden, einfließen.

Und wenn bei der Prüfung dann ein skandalöser Zustand festgestellt wird, dann müsste gegen die Verantwortlichen vorgegangen werden. Menschen die, wie im Schloss Gleusdorf geschehen, solche Zustände zu verantworten haben oder auch mitmachen, sollten aus der Pflege entfernt werden und mit einem Berufsverbot belegt werden. Dabei ist es egal, ob es sich um einen Geschäftsführer, einen Heimleiter oder um eine Pflegekraft handelt. Wer solche Zustände duldet oder sich daran beteiligt, ist charakterlich nicht geeignet, mit hilflosen und pflegebedürftigen Menschen umzugehen.

Sollten gar die Träger selbst diese Missstände zu verantworten haben oder diese vertuschen, so sollte diesen ein Betrieb von Heimen untersagt werden und die Heime unter andere Verantwortung gestellt werden.

Außerdem benötigen wir eine Lobby für die Pflegekräfte. In letzter Zeit wurde immer wieder über die Einführung einer Pflegekammer diskutiert. In einigen Bundesländer gibt es diese inzwischen, wobei die Mitgliedschaft der Pflegekräfte Pflicht ist. Diese Pflegekammern sollen bei Entscheidungen rund um die Pflege ein Mitspracherecht bekommen. Ich habe, ehrlich gesagt, ein zwiespältiges Verhältnis zu diesen Pflegekammern. Auf der einen Seite könnten solche Kammern tatsächlich eine mächtige Vertreterorganisation für die Pflegekräfte werden. Es stellt sich hier aber die Frage, mit welchen Personen diese Kammern besetzt sind und wie unabhängig diese agieren können. Können diese Kammern die Pflegekräfte auch zu einem Streik aufrufen, sofern ein Streik in der Pflege überhaupt möglich ist? Denn das ist auch ein Dilemma in der Pflege: Man kann die pflegebedürftigen Menschen nicht einfach ihrem Schicksal oder wie in den Kitas die Kinder den Eltern überlassen. Aber Dienst nach Vorschrift wäre machbar. Und eben Aufklärung der Pflegekräfte. Sie müssen zum Beispiel immer wieder daran erinnert werden, dass sie bei falschen Eintragungen in der Dokumentation juristisch belangt werden können. Die Hauptaufgabe aber wird sein, die Pflegekräfte zu solidarisieren.

Das ist einer meiner Träume. Die Pflegekräfte werden sich eines Tages ihrer Stellung bewusst. Sie begreifen endlich, welche Macht sie haben. Sie begreifen, was für wertvolle

Arbeit sie leisten und strotzen vor Selbstvertrauen. Und sie haben einen starken Partner an ihrer Seite, der sie ermuntert, dieses kranke System nicht weiter mitzumachen. Und sie zwingen dann durch ehrliche Arbeit, durch ehrliche Dokumentation und durch die Weigerung, weiter gefährliche Pflege zu leisten, die Politik und die geldgierigen Träger in die Knie.

Leider gibt es eine solche Organisation noch nicht, da auch die Gewerkschaften einen großen Bogen um die Pflege machen. Vielleicht gelingt es aber eines Tages, eine solche Lobby für die Pflegekräfte auf die Beine zu stellen. Ich habe von den Organisationen berichtet, die sich für bessere Pflege einsetzen. Vielleicht gelingt es auch, diese unter einem Dach zu vereinigen, damit sie noch mehr Gewicht bekommen.

Vielleicht sollten noch mehr Menschen eine Verfassungsbeschwerde einreichen und das Verfassungsgericht mit einer Flut von Klagen überschwemmen – so lange, bis sie nicht mehr wegschauen können.

Vielleicht siegt eines Tages die Menschlichkeit über den Profit. Doch bis dahin ist es noch ein langer beschwerlicher Weg.

12

Home sweet Home
Woran erkennt man ein gutes Pflegeheim und welchen Beitrag können Angehörige zu einer besseren Pflege leisten?

Diesen Idealzustand, wie ich ihn beschrieben habe, gibt es natürlich leider nicht. Und in absehbarer Zeit wird dieser Zustand wohl auch nicht eintreten. Allerdings gibt es trotz aller Skandale und aller Krisen viele Heime, in denen die Dinge gut und richtig laufen. Es gibt Heime, die nicht am Personal sparen und sich auch einen eigenen Koch leisten. Es gibt Heimleiter, die sich Gedanken machen, wie sie die Situation der ihnen anvertrauten pflegebedürftigen Menschen immer wieder verbessern können. Heime, in denen ein liebevoller Umgangston herrscht. Heime, in denen der Mensch als solcher behandelt wird und trotz des Verlusts seines Geistes noch seine Würde behält.

Doch wie findet man als Angehöriger so ein Heim?

Zunächst einmal eines vorweg: *Das* richtige Pflegeheim gibt es nicht. Die individuellen Bedürfnisse der pflegebedürftigen Menschen sind genauso unterschiedlich wie die Heime. Wenn Sie auf der Suche nach einem guten Heim für sich oder für ein Familienmitglied sind, sollten Sie sich zunächst einmal fragen, welche Art von Pflege Sie oder Ihr Angehöriger benötigt.

Gehen Sie dabei am besten ähnlich vor wie beim Kauf eines Autos. Eine junge Familie mit zwei Kindern braucht ein geräumiges Fahrzeug. So eine Familie wird sich eher für einen Kombi oder ein noch größeres Fahrzeug entscheiden. Da nutzt der schnellste Porsche mit der neusten Technik nichts, wenn nicht alle darin Platz finden. Ein zweisitziger Sportwagen taugt als Zweitwagen oder für einen gut verdienenden Single. Ein Förster, der viel auf unbefestigten Waldwegen unterwegs ist, braucht dagegen ein Geländefahrzeug.

Ähnlich sollte man bei der Suche nach einem geeigneten Pflegeheim vorgehen. Zuerst sollte man eine Vorauswahl treffen, welche Art von Heim benötigt wird. Dann scheiden manche Heime nicht aufgrund ihrer Qualität oder pflegerischen Leistung, sondern wegen ihrer speziellen Ausrichtung aus.

Ich würde bei uns im »Haus Marie« zum Beispiel nie einen geistig fitten Menschen aufnehmen. Wir haben uns auf gerontopsychiatrische Menschen oder Menschen mit ähnlichen Krankheitsbildern spezialisiert. Bei uns leben nur Menschen mit einer geistigen Verwirrtheit. Ein geistig rüstiger Mensch würde sich in einem solchen Heim niemals wohlfühlen. Als geistig fitter Mensch möchte ich Gespräche führen, die noch auf einem entsprechenden Niveau stattfinden. Das geht eben mit Menschen, die an einer Demenz erkrankt sind, nicht mehr. Außerdem passiert es – ich habe bereits darüber gesprochen –, dass demente Menschen inkontinent sind und in die Windeln machen oder auch mal den Aufzug mit der Toilette verwechseln. Auch beim Essen kann es sein, dass ein geistig verwirrter Mensch im Essen manscht oder seinem Gegenüber in den Teller greift. All dies ist einem Menschen, der zwar pflegebedürftig ist, aber geistig noch fit, nicht zuzumuten. Deshalb muss je nach geistigem und körperlichem Zustand des zukünftigen Heimbewohners erst einmal eine Vorauswahl der infrage kommenden Heime getroffen werden.

Wer sich im Klaren ist, welche pflegerischen Maßnahmen benötigt werden, sollte aber auch noch bedenken, dass sich der gesundheitliche Zustand mit zunehmendem Alter auch verschlechtern kann. Auch dieser Umstand sollte bei der Suche nach einem Heim berücksichtigt werden. Ansonsten droht irgendwann ein nochmaliger Umzug.

Erst wenn diese Überlegungen getroffen wurden, kann man sich auf die Suche nach einem geeigneten Heim machen. Entweder man durchforscht das Internet nach Heimen, die die notwendigen Leistungen anbieten, oder man lässt sich zum Beispiel durch eine Sozialstation beraten.

Wenn dann eine Auswahl von mehreren Heimen getroffen wurde, stellt sich die Frage, wie man erkennt, welches Heim tatsächlich eine gute Pflege leistet. Eines der ungeeignetsten Mittel ist der Pflege-TÜV. Im Kapitel 6 habe ich erläutert, dass dieser eine der übelsten Arten der Verbrauchertäuschung darstellt, die mir in meinem Leben untergekommen sind, und somit ungeeignet bei der Suche nach dem richtigen Heim. Sie sollten im Gegenteil bei Heimen und Heimleitern, die mit einer guten Note beim Pflege-TÜV werben und auch noch stolz darauf sind, eher vorsichtig sein. Ein Heimleiter, der eine gute Pflege mit einer guten Note beim Pflege-TÜV begründet, hat Sie schon angelogen, bevor es richtig losgeht.

Darüber hinaus gibt es eine Vielzahl von Checklisten, mit denen man angeblich ein gutes Heim finden kann. Googeln Sie doch einfach mal »Checkliste Pflegeheim«. Sie erhalten eine riesige Auswahl. Diese Checklisten sind teilweise so umfangreich, dass man eine Doktorarbeit daraus machen könnte. Diese Arbeit können Sie sich sparen. Solche Listen enthalten Fragen wie: »Hat das Heim eine freie Arztwahl?« Was soll diese Frage? Die freie Arztwahl ist ein Grundrecht in Deutschland. Deshalb wundere ich mich auch, wenn ich in einem Heimprospekt lese, dass dort eine freie Arztwahl angeboten wird. Wenn ein Heim damit Werbung machen muss, dass es die Grundrechte der Bewohner respektiert, dann frage ich mich schon, was das soll. Es ist zwar meist so, dass der bisherige Hausarzt die Betreuung nicht weiterführt und ein Arzt, der dem Heim nahesteht, die ärztliche Versorgung übernimmt. Aber die Entscheidung, welcher Arzt genommen wird, steht immer noch dem Betroffenen selbst zu.

Ebenso taucht meist auch die Frage nach einem Beschwerdemanagement auf. Sie können sicher sein, dass jedes Heim ein Beschwerdemanagement hat. Das sagt aber rein gar nichts darüber, wie ein Heim mit Beschwerden umgeht. Vielleicht erinnern Sie sich noch an den Fall, bei dem die Beschwerden ins Leere gingen und die Pflege genauso skandalös weiterging (Kapitel 8). Auch dieses Heim hatte ein Beschwerdemanagement. Das Vorhandensein eines Beschwerdemanagements wird auch beim Pflege-TÜV geprüft. Wie man mit Beschwerden umgeht dagegen nicht.

Eine weitere Frage, die ich auf einer Checkliste gefunden habe, war die nach vegetarischem Essen. Selbstverständlich wird Ihnen jedes Heim mitteilen, dass auch vegetarische

Kost angeboten wird. Da stellt sich nur die Frage: Gibt es in dem Heim tatsächlich eine spezielle vegetarische Mahlzeit oder gibt es einfach nur Beilagen ohne Fleisch? Es gibt auch Menschen, die eine Allergie auf gewisse Speisen haben oder eine Laktoseintoleranz. Auch diese Menschen brauchen eine andere Ernährung, die ein Catering Service nicht erbringen kann. In Zukunft werden auch Menschen mit Migrationshintergrund in Heime einziehen, die aufgrund ihrer Religionszugehörigkeit nicht alles essen dürfen. Auch hierüber muss man sich Gedanken machen. Zu sagen, der merkt eh nicht mehr, was er isst, weil er dement ist, kann wohl nicht die Lösung sein.

Also vergessen Sie diese Checklisten, denn die bringen Sie auch nicht weiter. Doch wie finde ich dann das richtige Heim für mich oder meinen Angehörigen?

Zunächst sollten Sie sich die infrage kommenden Heime in Ihrer Nähe anschauen. Wenn möglich, sollte das Heim gut erreichbar sein, damit Sie bei Besuchen nicht erst lange Anfahrtswege haben. Wohnortnähe hat den Vorteil, dass Sie Ihre Verwandten häufiger mal besuchen können – denn Besucher sind die besten Kontrolleure. Wenn ein Bewohner viel Besuch bekommt, wird das Heim noch mehr darauf achten, dass dieser besser gepflegt wird, als bei einem Bewohner, der gar keine Angehörigen hat. Ich sehe es tatsächlich als Pflicht der Angehörigen an, dass sie sich auch nach dem Heimeinzug um das Wohlergehen ihrer Familienmitglieder bemühen. Dazu gehört es auch, dass man sich nach dem Gesundheitszustand erkundigt und auch mal die Medikamente auf ihre Notwendigkeit hin überprüft – und dass man den Mut aufbringt, sich über entsprechende Mängel zu beschweren. Bei sich kümmernden und kritischen Angehörigen muss das Heim immer mit Beschwerden rechnen und wird deshalb versuchen, Ärger zu vermeiden. Das bedeutet aber nicht, dass wegen jeder Kleinigkeit eine Beschwerde erfolgen muss. Denn ein fehlerfreies Heim gibt es mit den derzeitigen Mitteln nicht, und das Personal arbeitet sowieso meist am Limit.

Wenn Sie nun bei dem infrage kommenden Heim anrufen und einen Termin für ein erstes Gespräch vereinbaren, achten Sie darauf, wie man mit Ihnen als Angehörigen umgeht. Nimmt sich die Heim- oder Pflegedienstleitung Zeit für Sie? Werden Sie gut beraten oder habe Sie das Gefühl, es findet eher ein Verkaufsgespräch statt? Sicher kann es vorkommen, dass Sie zu einem ungünstigen Zeitpunkt anrufen. Eine gute Leitung wird Sie dann aber später zurückrufen und genügend Zeit für Sie aufwenden.

Wenn es zu einem Besichtigungstermin kommt, ist der erste Eindruck oft entscheidend. Hier gibt es einige wichtige Punkte, nach denen ich selbst ein Heim für meine Mutter aussuchen würde.

Wie ist die Atmosphäre? Fühle ich mich hier wohl? Diese Frage müssen Sie für sich ganz individuell beantworten. Ich war schon in Heimen, die hatten eine Eingangslobby wie ein Fünf-Sterne-Hotel. Es war alles sauber, und die Einrichtung war vom Feinsten. Für mich persönlich käme so ein Haus nicht infrage. Im Urlaub in einem Hotel zu wohnen, ist schon angenehm. Aber ansonsten will ich es eher gemütlich. Es gibt aber auch Menschen wie zum Beispiel Udo Lindenberg. Der wohnt schon seit Jahren in einem Hotel. Für so jemanden wäre es vermutlich das richtige Heim.

Bereits hier sehen Sie, dass es bei der Auswahl eines Heimes nicht die eine klare Linie gibt, nach der Sie vorgehen sollten. Es gibt jedoch Ausschlusskriterien.

Wie riecht es in dem Heim? Es kann gerade in Heimen, wie bei uns im »Haus Marie«, mit lauter geistig verwirrten Menschen vorkommen, dass es in einem bestimmten Teil übel riecht. Bei verwirrten Menschen passiert es eben mal, dass ein Bewohner wieder einmal den Flur mit der Toilette verwechselt hat. Es kann aber nicht sein, dass es im gesamten Heim nach altem Urin oder abgestandener Luft riecht. Sollte es so sein, dann ist es besser, Sie gehen gleich wieder. Denn dann können Sie davon ausgehen, dass es auch an anderen entscheidenden Kriterien, die eine gute Pflege ausmachen, fehlt.

Wenn Ihnen dann die Heimleitung nach einem Vorgespräch das Heim zeigt, lassen Sie sich genügend Zeit. Beobachten Sie die Bewohner und das Personal. Einer der wichtigsten Punkte, auf die Sie achten sollen, ist nicht nur die gesamte Atmosphäre im Haus, sondern vor allem das Verhalten des Pflegepersonals. Nicht nur untereinander sollte der Umgang freundlich sein, sondern vor allem im Austausch mit den Bewohnern. Ist das Pflegepersonal freundlich und liebevoll, dann spricht das schon dafür, dass sich die Bewohner in diesem Heim wohlfühlen. Achten Sie darauf, ob das Personal auch mal Zeit hat, sich um einen Bewohner intensiver zu kümmern, oder ob die Pfleger und Pflegerinnen nur gestresst durch die Gänge hetzen.

Dann schauen Sie auf die Bewohner – vor allem, wenn es sich um demente Menschen handelt. Ist Leben im Heim oder sitzen die Bewohner nur apathisch an den Tischen oder in den Sesseln? In diesem Fall ist Wachsamkeit geboten. Es muss nicht sein, aber der Verdacht liegt nahe, dass in einem solchen Heim verstärkt Psychopharmaka eingesetzt werden. Ruhige Bewohner machen eben weniger Arbeit.

Dann stellen Sie folgende Fragen:

Gibt es einen eigenen Koch und eine eigene Küche oder wird das Essen von einem Catering Service geliefert? Essen ist eine der letzten Annehmlichkeiten alter, pflegebedürftiger Menschen. Die Generation, die heute in den Heimen lebt, hat teilweise den Krieg miterlebt und musste damals schon genug Hunger leiden. Gutes Essen ist nun mal ein Wohlfühlfaktor und sollte in unserem reichen Land eigentlich eine Selbstverständlichkeit sein. Weil es aber in deutschen Heimen keine Selbstverständlichkeit ist, sollten Sie danach fragen.

Gibt es im Heim genügend Hauswirtschaftspersonal? Aus Kostengründen werden vor allem hauswirtschaftliche Tätigkeiten an Fremdfirmen vergeben. Mit Outsourcing wird nämlich in vielen Heimen Geld gespart (siehe Kapitel 3). Wird zum Beispiel das Waschen der Kleidung, der Bettwäsche und Handtücher an Fremdfirmen vergeben, dann müssen Sie damit rechnen, dass es bis zu drei Wochen dauern kann, bis die Wäsche wieder gewaschen und gebügelt im Schrank liegt. Das bedeutet, dass Sie deutlich mehr Kleidung vorhalten müssen.

Fragen Sie auch, wer das Frühstück zubereitet. Muss das nämlich eine Pflegekraft machen, dann fehlt diese in der eigentlichen Pflege. Pflegekräfte sollen pflegen und nicht kochen und putzen.

Eine weitere Frage ist, ob alle Bewohner die Möglichkeit haben, selbstständig den Garten zu benutzen. Vor allem bei dementen Bewohnern ist Bewegung sehr wichtig. Je mehr Bewegung, umso weniger Psychopharmaka sind nötig. Stellen Sie sich vor, Sie könnten sich für den Rest Ihres Lebens nur noch auf dem Flur oder im Aufenthaltsraum einer Station bewegen. Leider ist das in vielen Heimen der Fall. Da befindet sich die sogenannte beschützende Abteilung in einem der oberen Stockwerke. Einen Aufenthalt im Freien gibt es nicht.

Schließlich und endlich sollten Sie dann auf Ihr Bauchgefühl achten. Wenn Sie nicht ganz sicher sind, besuchen Sie das Heim zur Mittagszeit. Dann sind nämlich die meisten Bewohner und Pflegekräfte im Essensraum. Da sehen Sie auch, ob das Essen tatsächlich frisch zubereitet wird und wie es dargereicht wird. Sie bekommen mit, wie das Personal mit den Bewohnern umgeht. Und Sie sehen auch, ob das Personal genügend Zeit hat, um den Bewohnern das Essen in Ruhe anzubieten und einzugeben.

Vielleicht haben Sie dabei auch die Möglichkeit, mit anderen Angehörigen zu sprechen. Diese können Sie fragen, wie zufrieden sie sind und wo es Probleme gibt. Auf die Art und Weise bekommen Sie einen Eindruck davon, ob die in den schönen Hochglanzprospekten angepriesene gute Pflege auch tatsächlich so gelebt wird. Lassen Sie sich aber nicht von schönen Bildern wie einer Bushaltestelle täuschen. Wir haben im »Haus Marie« auch eine solche Bushaltestelle. Es kann schon mal hilfreich sein, wenn ein Bewohner das Heim verlassen will und man ihn auf den Bus, der bald kommen wird, vertrösten kann. Diese Bushaltestelle sagt aber nichts über die Qualität der Pflege. Sie ist lediglich ein kleines Puzzleteil.

Leider kommt es aber viel zu oft vor, dass die guten Heime voll sind und in absehbarer Zeit kein freier Platz zur Verfügung steht. Dann ist man oft gezwungen, sich für ein nicht so gutes Heim zu entscheiden. Es gibt Situationen, bei denen eine Pflege zu Hause einfach nicht mehr möglich ist. Oder die Entlassung eines an einer Demenz leidenden Menschen aus einem Bezirkskrankenhaus steht unmittelbar bevor. Dann kann es vorkommen, dass der Zeitdruck so groß ist, dass man sich für das nächstbeste Heim entscheiden muss.

In so einem Fall muss man zwar Abstriche in Bezug auf die Qualität machen. Das bedeutet aber nicht, dass man sich alles gefallen lassen muss. Ganz im Gegenteil. Das gilt übrigens auch, wenn Sie sich bei der Wahl des Heimes von falschen Versprechungen haben leiten lassen.

Die Angehörigen sind nämlich die beste Heimaufsicht. Aber bei den Angehörigen ist es oft ähnlich wie bei den Pflegekräften. Sie lassen sich viel zu viel gefallen. Die Mitbestimmungsrechte der Bewohner und der Angehörigen sind sehr beschränkt. Das bedeutet aber nicht, dass Sie alles hinnehmen müssen. Ich höre leider immer wieder von Angehörigen: »Wenn ich mich beschwere, dann muss meine Mutter das büßen.« Aus dieser Furcht heraus halten sich leider die meisten Angehörigen zurück und schauen manchem skandalösen Treiben tatenlos zu. Und deshalb können die schlechten Heime immer so weitermachen.

Daher noch einmal mein Appell: Wenn es in einem Heim untragbare Zustände gibt, dann lassen Sie sich das nicht gefallen. Ihre Angehörigen werden es nicht büßen müssen, wenn Sie sich nicht alles gefallen lassen. Ganz im Gegenteil. Bewohner mit kritischen Angehörigen bekommen, wie bereits gesagt, eher eine bessere Pflege als Bewohner, um die sich keiner kümmert. Wenn Sie sich nicht alles gefallen lassen und bei tatsächlichen Missständen auf die Barrikaden gehen, dann werden Sie mit Sicherheit auf der Beliebtheitsskala der Pflegekräfte weit nach unter rutschen. Aber das Heim, angefangen von der Heimleitung bis zum Pflegehelfer, wird Ihren Angehörigen mit mehr Sorgfalt behandeln als eben die Bewohner, die allein gelassen werden oder die Angehörige haben, die sich nichts zu sagen trauen. Denn eines ist klar: Auch schlechte Heime versuchen, sich Ärger von Hals zu halten.

Auch bei mir im Heim gibt es sehr kritische Angehörige, die sich immer wieder beschweren. Und obwohl wir versuchen, alle Bewohner gleich zu behandeln, schaut man bei Bewohnern mit kritischen Angehörigen noch genauer, dass alles passt. Ich denke, das liegt in der Natur der Sache.

Manchmal kommt es vor, dass die Beschwerden einfach ignoriert werden oder Sie mit Ausreden und Ausflüchten beruhigt werden. Was aber, wenn es sich nicht nur um kleine Mängel in der Pflege handelt, sondern um skandalöse Lebensbedingungen, um menschenverachtende Zustände bis hin zur Körperverletzung?

Mich hat erst vor Kurzem wieder eine Frau angerufen, die vor mehreren Jahren ihre Mutter bis zu deren Tod in unserem Heim hatte. Diese Frau war ebenfalls sehr kritisch und hat uns auch immer wieder mal gesagt, was ihr nicht gefällt. Trotzdem war das Verhältnis zu ihr sehr gut. Sie und ihre Mutter waren beim ganzen Personal beliebt. Den Tränen nahe erzählte sie mir nun am Telefon, dass ihr Mann nach einer Darm-OP in einem Heim in der Nähe zur Kurzzeitpflege untergebracht ist. Aufgrund dieser OP muss er jetzt Windeln tragen, da er seine Ausscheidungen nicht mehr unter Kontrolle hat. Laut dieser Frau wird die Windel aber nur selten gewechselt. Wenn die Windel übervoll ist, laufen Kot und Urin seitlich aus der Windel heraus. Das Zimmer stinkt entsprechend. Ihr Mann will schon nicht mehr, dass er von anderen Menschen besucht wird, weil er sich so schämt. Stattdessen hat er sie bereits gedrängt, ihm seinen Revolver mitzubringen, damit er seinem Leben ein Ende setzen kann.

Obwohl es machbar wäre, lässt man ihren Mann nur noch im Zimmer liegen, anstatt ihn auch mal zu den anderen Bewohnern in den Aufenthaltsraum zu holen, damit er etwas Abwechslung hat. Vermutlich will man einen Menschen mit vollen Windeln nicht im Aufenthaltsraum haben. Und zum Windelnwechseln fehlt dem Pflegepersonal offenbar die Zeit.

Alle bisherigen Beschwerden wurden ignoriert. Sie wurde vertröstet. Ausflüchte werden gesucht. Weil sie nicht mehr weiterwusste, wandte sie sich nun hilfesuchend an mich. Was kann sie machen, damit ihr Mann ein nur einigermaßen würdevolles Dasein führen kann?

Das, was ich ihr geraten habe, gilt auch für alle anderen Angehörigen, die sich in einer solchen oder ähnlichen Situation befinden: Gehen Sie, so oft wie es Ihnen möglich ist, ins Heim, und bleiben Sie so lange wie möglich. Während Ihrer Anwesenheit im Heim müssen Sie nun Ihre eigene

Dokumentation beginnen. Notieren Sie genau mit Datum und Uhrzeit, wann das Pflegepersonal welche Pflegeleistung erbringt. Dokumentieren Sie aber auch, wie lange eben keine notwendigen Pflegemaßnahmen erbracht werden. Und machen Sie vor allem Fotos. Im Zeitalter der Smartphones ist das nicht mehr so schwierig. Lieber ein Foto zu viel als eines zu wenig. Nehmen Sie sich Zeit. Je genauer und detaillierter Sie dokumentieren, umso besser. Denn Sie sind letztlich in der Beweispflicht.

Wenn Sie dann der Meinung sind, dass Sie genügend Beweismaterial gesammelt haben, übergeben Sie dieses der Heimaufsicht, dem MDK, der Staatsanwaltschaft und der Presse. Sie fragen sich vielleicht, ob es tatsächlich notwendig ist, derart harte Maßnahmen zu ergreifen. Und die Antwort ist einfach: Ja, es ist notwendig. Denn eine Heimleitung, die solche Zustände duldet und trotz entsprechender Beschwerden diese skandalösen Zustände nicht abstellt, gehört aus der Pflege entfernt. Und auch Pflegekräfte, die mit einem Lächeln solche menschenverachtende Pflege mitmachen, sollten sich fragen, ob sie den richtigen Beruf gewählt haben. Vor allem sollten sich Personen, die so etwas mitmachen und zu verantworten haben, fragen, ob sie überhaupt noch einen Funken an Anstand und Gewissen in sich haben.

Leider haben noch die wenigsten Angehörigen den Mut und genügend Zivilcourage, so einen Weg zu beschreiten. Viele Angehörige haben eben Angst davor, dass ihre Verwandten für solche Aktionen büßen müssen. Viele Angehörige sind aber auch so mit der Gesamtsituation überfordert, dass sie oft psychisch schon zu angeschlagen sind, um diesen Weg zu beschreiten.

Ein weiterer Aspekt, der manchen Angehörigen von einer Beschwerde abhält, ist der, dass Heimaufsichten und der MDK auch keine wirksamen Maßnahmen ergreifen. Selbst wenn die Heimaufsicht oder der MDK aufgrund einer Beschwerde das Heim einer zusätzlichen Kontrolle unterzieht, kommt es meist nur zu einer schriftlichen Rüge. Das Heim nimmt Stellung und verspricht, dass dieser Zustand abgestellt wird. Wenn alles gut läuft, wird die betreffende Person dann auch gut gepflegt, weil mit einer Nachkontrolle gerechnet werden muss. Aber ansonsten bleibt in solchen Heimen alles wie bisher. Nur wenn sich Beschwerden häufen, wird etwas geschehen. Animieren Sie deshalb bei Missständen auch andere Angehörige, denselben Weg zu beschreiten. Sie brauchen aber keine Angst zu haben, dass das Heim gleich geschlossen wird und Sie den Heimplatz verlieren. Bis ein Heim geschlossen wird, muss schon fast jemand zu Tode gequält werden. Und wenn ein Heim so skandalös ist, dann sollten Sie schon vorher ein anderes suchen.

Für die Einstellung der Angehörigen gilt das Gleiche wie bei den Pflegekräften. Es muss ein Umdenken stattfinden. Heime müssen als das gesehen werden, was sie sind. Genau betrachtet sind Pflegeheime Dienstleister. Ein Heim vermietet einen Wohnraum mit dazugehöriger Leistung, nämlich Pflege der alten, pflegebedürftigen Menschen und allen damit verbundenen Aufgaben. Schauen Sie sich Ihren Vertrag, den Sie mit dem Heim geschlossen haben, genauer an. Dann werden Sie feststellen, dass in diesem Vertrag eine bestimmte Anzahl von Leistungen aufgeführt ist. Die Pflege ist nicht, wie vor langer Zeit, ein caritativer Akt. Auch nicht, wenn ein christlicher Träger dahintersteht. Pflege ist heute ein Wirtschaftsfaktor und eine Dienstleistung, für die jeder Einzelne eine Menge Geld bezahlt. Und für das Geld, das Sie selbst und auch die Pflegekassen bezahlen, bekommen Sie vertraglich garantierte Leistungen. So jedenfalls sollte es sein und so ist die rechtliche Situation.

Wenn Sie in eine Gaststätte gehen und ein teures original Wiener Schnitzel bestellen und der Gastwirt stellt Ihnen ein faseriges Schweineschnitzel hin, dann werden Sie sich mit Sicherheit beschweren, und Sie werden sich weigern, dafür einen hohen Preis zu bezahlen. Warum macht das niemand in der Pflege? Wenn ein Heim den Bewohnern minderwertiges Essen reicht. Wenn das Essen von einem billigen Catering Service bezogen wird, und so mancher Bewohner nicht einmal satt wird, dann schaut jeder weg. Wenn Heime entgegen ihren schönen Ankündigungen keine aktivierende Pflege leisten, dann erfüllen diese ihre zugesagte Dienstleistung nicht richtig. Normalerweise sollte man diesen Heimen dann auch die Heimkosten kürzen. Nur das macht niemand. Zumindest noch nicht.

Meine Hoffnung beruht darauf, dass eine neue Generation heranwächst, die weniger obrigkeitshörig ist. Eine Generation, die sich nicht mehr alles gefallen lässt. Eine Generation, die den schlechten Heimen die Stirn bietet.

Die Prüforgane haben sich als zahnlose Tiger erwiesen, die nicht in der Lage sind, schlechte Heime vom Markt zu entfernen. Vermutlich ist das von höherer Stelle auch nicht gewollt. Bis sich auf übergeordneter Ebene etwas ändert, wird noch einiges an Zeit vergehen. Deshalb sollten die Bewohner und deren Angehörige aufbegehren. Warum nicht auch mal bei schlechter Pflege einfach die Heimkosten kürzen? Sollen die Heime doch vor die Zivilgerichte ziehen. Davor werden viele Heime eher zurückschrecken, weil sonst deren Machenschaften an die Öffentlichkeit kommen.

Bei gravierenden Verstößen sollte auch viel öfter die Staatsanwaltschaft eingeschaltet werden. Denn kein Heim will ständig die Polizei oder die Staatsanwaltschaft im Haus haben. Und jede Anzeige, auch wenn sie im Sand verläuft, bringt dem Heim eine Menge Ärger. Außerdem sollten Sie, wenn die Zustände in einem Heim so schlecht sind, wie beschrieben, auch einen Heimwechsel in Betracht ziehen. Bis sich in einem derart schlechten Heim die Zustände verbessern, wird einige Zeit vergehen. Außerdem ist dann auch kein Vertrauen mehr in das Heim vorhanden.

Wenn pflegebedürftige Menschen und deren Angehörige schon keine Lobby haben, dann müssen wir uns selbst wehren. Ich weiß, ich habe hier leicht reden. Aber nur wenn immer mehr Menschen Zivilcourage zeigen und gegen schlechte Pflege kämpfen, kann sich etwas zum Besseren ändern.

Nur wer handelt, kann etwas verändern.

Reden allein hat noch nie viel geholfen.

Deshalb ist es nun Zeit, aufzustehen und zu kämpfen.

Anhang

1. Checkliste

Wie finde ich ein geeignetes Heim?
Woran erkennt man ein gutes Pflegeheim und welchen Beitrag können Angehörige zu einer besseren Pflege leisten?

Schritt 1: Klärung der Prioritäten
Entscheidungsgrundlage: Internetrecherche und Beratung durch eine Sozialstation.
Wichtige Kriterien:

1. Welche Art von Heim benötige ich?
2. Mit welcher weiteren Entwicklung der Pflegebedürftigkeit ist zu rechnen? Welches Heim ist auch auf die zukünftige Entwicklung des potenziellen Bewohners eingestellt?

Schritt 2: Auswahl- und Entscheidungsphase
Entscheidungsgrundlage: Besichtigung des Heims.
Wichtige Kriterien:

1. Wie weit wohnen die Angehörigen vom Heim weg?
2. Wie riecht es in dem Heim?
3. Wie ist der Umgangston mit den Bewohnern?
4. Verfügt das Heim über einen eigenen Koch?
5. Ist ausreichend Hauswirtschaftspersonal vorhanden, sodass Pflegekräfte auch vollumfänglich für die Pflege eingesetzt werden können?

6. Ist eine eigenständige Gartenbenutzung möglich?
7. Wie finden die Mahlzeiten statt?
8. Was berichten andere Angehörige über das Heim?

Schritt 3: Die Zeit nach dem Einzug
Mit der Entscheidung für ein Heim und dem Einzug des Bewohners sind die Angehörigen jedoch nicht aus der Verantwortung. Die Präsenz und das Engagement der Angehörigen wirken sich wesentlich auf die Qualität der Pflege aus.
Wichtige Aufgaben der Angehörigen:
1. Präsenz zeigen
2. Missstände zur Sprache bringen und auf Abhilfe drängen
3. Missstände den verantwortlichen Behörden melden

2. Verfassungsbeschwerde

Im Folgenden finden Sie die von mir im Juli 2014 eingereichte, 21-seitige Verfassungsbeschwerde in Auszügen. Die komplette Verfassungsbeschwerde können Sie auf meiner Homepage einsehen: www.pflege-rebell.de

VERFASSUNGSBESCHWERDE
von Armin Rieger,

wegen Verletzung der Schutzpflicht des Deutschen Staates gegenüber pflegebedürftigen Menschen durch Untätigkeit und Billigung von Missständen in der stationären Pflege, durch welche die im deutschen Grundgesetz garantierten Grundrechte der Pflegebedürftigen missachtet werden.
[…]
Ich bin selbst Mitgesellschafter und Geschäftsführer der »Haus Marie GmbH«, einem auf Gerontopsychiatrie spezialisierten Pflegeheim. […] Trotz aller Bemühungen und der Bereitschaft, mehr Personal zu beschäftigen als von den Kassen gefordert, ist es aber nicht möglich, die Pflege zu gewährleisten, die alte und pflegebedürftige Menschen verdienen. […] Die den Heimen zustehenden Mittel und der vorgegebene Personalschlüssel lassen eine menschenwürdige Pflege nicht zu. Obwohl das Pflegepersonal in fast allen Heimen am Limit arbeitet, ist es nicht möglich, die vertraglich vereinbarten Leistungen zu erfüllen. Vielmehr sind, trotz aller Bemühungen und trotz des freiwilligen Einsatzes von mehr Personal als gefordert, Menschenrechtsverletzungen an der Tagesordnung. Wenn das zur Verfügung stehende Personal bereits am Rande der Belastbarkeit arbeitet und bereits mit der Pflege von pflegebedürftigen Menschen überlastet ist, dann müssen Bewohner eben immer wieder warten, bis sie zur Toilette gebracht werden und bis ihnen als schwerstpflegebedürftigen Menschen das Essen eingegeben wird. […] Dass damit nicht annähernd eine menschenwürdige Pflege möglich ist, braucht wohl nicht weiter erläutert werden. In solchen Zeiten ist es z. B. schlicht unmöglich, immobile Bewohner ständig vorschriftsgemäß zu drehen, wodurch die Gefahr der Entstehung eines Dekubitus im höchsten Maße gegeben ist. Eine Haftung

als Heim muss daher ausgeschlossen werden, da es schlicht unmöglich ist, mit dem vorgegebenen Personal und den Mitteln die Vorschriften einzuhalten.

[...]

Um dem Leben von pflegebedürftigen Menschen die im Art. 1 Grundgesetz garantierte Würde wieder zurückzugeben, stelle ich folgende Forderungen:

1. Es ist dafür zu sorgen, dass der Mindestpersonalschlüssel so angehoben wird, dass jederzeit gewährleistet werden kann, dass pflegebedürftigen Menschen eine würdevolle Pflege geboten werden kann. Nur so wird einer ständigen Überlastung der Pfleger und Pflegerinnen vorgebeugt, welche teilweise dazu führt, dass Misshandlungen gewollt oder ungewollt im Alltag passieren.
2. Für je 20 Bewohner muss eine Pflegekraft anwesend sein. Es müssen jedoch, unabhängig von der Anzahl der Bewohner, rund um die Uhr mindestens zwei Pflegekräfte anwesend sein. Bei dem jetzigen Personaleinsatz sind Verletzungen der Aufsichtspflicht unumgänglich.
3. Ebenso fordere ich eine sofortige Abschaffung der Pflegestufen in der jetzigen Form, welche eine menschenwürdige Pflege verhindern. Demenziell veränderte Menschen brauchen, unabhängig von ihrem körperlichen Zustand, mehr Pflege und somit mehr Einsatz von Pflegepersonal.
4. Darüber hinaus muss eine Festanstellung von ausreichend Hauswirtschaftspersonal erfolgen. Diesbezüglich soll ein Nachweis ähnlich dem des Pflegepersonals geführt werden, um einen Missbrauch von Pflegepersonal als Putzkraft oder Hilfskoch zur Gewinnoptimierung zu verhindern. [...]
5. Die Heimbewohner haben ein Recht auf frisch zubereitetes Essen. Es muss zudem gewährleistet werden, dass beim Essen jederzeit ein Nachschlag möglich ist. Deshalb ist das Essen den Bewohnern in einer Art Schöpfsystem zu verabreichen.

6. Jeder Bewohner hat das Recht, bei entsprechender Witterung, den Garten zu benutzen. […]
7. Demenziell veränderte Menschen dürfen nur in einem speziell für diesen Personenkreis geeigneten Heim untergebracht werden.
8. Bei Menschen mit Demenz ist die Medikation gesondert zu überprüfen, um Missbrauch zur Erleichterung der Pflege zu verhindern. Ein Ruhigstellen mit Medikamenten, damit der betroffene Personenkreis das Heim nicht verlassen kann, stellt eine strafbewährte Freiheitsberaubung und Körperverletzung dar.
9. Es muss eine strikte Trennung zwischen geistig fitten Menschen und geistig verwirrten Menschen erfolgen. Amnesty International würde Sturm laufen, würden ähnliche Verhältnisse in einem Gefängnis stattfinden. Geistig fitte Menschen zusammen mit dementen Menschen auf der gleichen Station unterzubringen ist nichts anderes als »Psychofolter« übelster Art.
10. Der Einsatz einer unabhängigen Prüfstelle muss gewährleistet werden. Es muss eine Prüfinstanz ins Leben gerufen werden, die die tatsächlichen Gegebenheiten in den Heimen prüft und unabhängig von Lobbyismus Mängel und Versäumnisse – sowohl der Heime und deren Träger, als auch der Kassen und der Politik – aufzeigt.
11. Bei der Selbstverwaltung müssen die Rahmenbedingungen so verändert werden, dass zunächst einmal die gute Pflege im Vordergrund steht. Diese Vorgaben müssen so eng gesteckt werden, dass Investoren nur noch mit guter Pflege Geld verdienen. Derzeit werden die Träger aber nur mit schlechter Pflege finanziell belohnt.
[…]
Fakt ist: Ein Heim ohne Mängel gibt es nicht.
Fakt ist: Aufgrund der nicht ausreichenden Personaldecke sind in allen Heimen Menschenrechtsverletzungen an der Tagesordnung.
Fakt ist: Schlechte Pflege zahlt sich wirtschaftlich aus.

Fakt ist: Der deutsche Staat schaut diesem Treiben tatenlos zu und kommt seiner Schutzpflicht gegenüber alten, pflegebedürftigen Bewohnern nicht nach.

Aus den vorgenannten Gründen muss der deutsche Staat dazu verpflichtet werden, die pflegebedürftigen Menschen zu schützen.